출산의 배신

출산의 배신

오지의 지음 ─ 박한선 감수

에이도스

차 례

프롤로그　008

변신

모든 것이 변한다	012
생각할수록 억울한 마음	019
내 안의 포유류 암컷과 화해하기	022
내 몸에 이런 기능이 있다고?	026
"수유 기계가 된 것 같아요."	029
동요를 듣다가 오열했습니다	032
이게 다 호르몬 때문이야	036
생물학의 절대시계	038
유예된 재생산	043
아버지를 아버지라 부르지 못하고	047
출산의 민낯	053
나와 너의 연결고리	056
"저 이러다가 죽겠어요."	061
위험을 과대평가하는 이유	065
600만 년의 변신	068
얄궂은 일	071

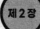

제 2 장

예측 불가
통제 불능

애기 언제 나와요?   076

삼신할매만 아는 일   078

임신 참 뜻대로 안 되네   081

당신 탓이 아니야   087

산전 검사 결과는 어떻게 해석해야 할까   094

어렵게 알아냈는데도   101

마음대로 되는 것 하나 없는   108

아기가 뜻대로 안 된다고?   111

가장 예측할 수 없는 것은 나 자신   115

모유 혹은 분유? 자연분만 혹은 수술?   121

제 3 장

은밀하게
위대하게

굴욕 3종 세트   130

산파와 마녀   137

남자 산부인과 의사는 싫어요   141

불편하고 고생스러운 병원   144

임신이 병은 아니잖아요?   151

무너지는 출산 인프라   157

위험의 계절감   162

자연스러움이라는 신화   167

제 4 장

신화가 된
모성

태교와 미신	175
엄마 VS. 아기	181
엄마도 배워야 할 수 있어	187
애는 뭐 나 혼자 만들었나?	193
사라진 조력자들	200
아기의 사회생활	207
시혜가 아니라 연결이 가장 빛을 발하는 시점	210
엄마는 항상 자애로울까	213
나약하고 이기적인 엄마?	217
숭고하거나, 비참하거나	219
창백한 회색 점	225

에필로그   233

감수의 글: 임신 출산, 그리고 수유   236
미주   244
더 읽을거리   249

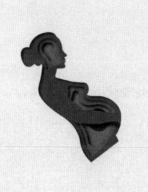

산부인과 의사는 뭇사람들의 임신·출산에 대한 환상이 무너지는 것을 목격하기에 딱 좋은 직업이다. 나도 여성이 아기를 낳는다는 것에 대해 기대했던 바가 실제 현실과 다르다는 호소를 자주 듣는다. 보통은 출산하고 한 달 정도 지나면 분만 병원에 다시 방문하게 된다. 처음 나와 함께 임신을 확인한 시점으로부터 거의 1년이 지났기에, 이 장거리 레이스의 후기를 들어볼 적절한 타이밍이다. 임신부였다가 아기 엄마가 된 그녀들에게 습관처럼 묻는다.

"좀 어떠세요? 아기는 잘 커요?"

신생아를 돌보느라 몰골이 말이 아닌 산모들이 오랜만에 만난 분만 담당의사인 나에게 억울함을 쏟아낸다.

"선생님! 저는 이런 것일 줄 몰랐어요. 왜 애 낳는 게 이런 거라는 걸 아무도 말을 안 해줬을까요?"

아무리 기억을 되짚어보아도 산모로부터 '역시 제가 기대한 것처럼 수월하게 출산했어요', '아무 문제없이 순조롭게 육아 중이에요'라는 대답은 들어본 적이 없다. 꼭 첫 아기를 낳는 산모만 이렇게 억울해하는 것은 아니다. 심지어 둘째, 셋째를 낳을 때에도 임신, 출산, 육아의 경험은 배신감을 안겨주기 일쑤다.

아기 엄마들은 큰 기쁨을 누리고 있으면서도, 동시에 꽤나 억울한 것처럼 보였다. 출산과 육아가 고되다는 것을 누구나 알고 있다. 아무도 애 보는 것이 식은 죽 먹기라고 하지 않는다. 단순히 힘들어서 억울한 것이 아니고 기존의 기대가 좌절되는 경험을 겪으며 부정적 감정이 쌓인 것으로 보였다. 다만 의사 입장에서 보기에는 분명한 이유가 없었다. 출산 과정은 문제가 없었다. 임신 중 합병증이나 의학적 문제도 없었다. 아기도 건강하게 잘 크고 있다고 했다. 그런데도 불구하고 뭔가가 심히 유감스러웠다.

나는 그들의 호소를 들으며 막연하게 생각했다. 요즘은 임산부가 워낙 적으니, 산모들도 임신과 출산에 대한 지식이 충분하지 않았을 것이다. 당장 나부터도 외동이기에 형제자매의 출산을 볼 수 없었고, 조카의 탄생을 겪어본 적도 없었다. 내가 진료하는 산모들도 나와 연령대가 비슷하니, 아마도 아기 낳고 기르는 것에 대해 아는 것이 적을 것이다. 결국 정보 부족이 원인이라는 것이 나의 잠정적 결론이었다. 뒤집어 생각해보면, 충분한 사전 지식이 있으면 임신, 출산, 초기 육아로 이어지는 '재생산 과정'(이 글에서는 임신과 출산에 덧붙여 생후 1~2년까지의 초기 육아를 재생산 또는 재생산 과정으로 표현하였다)에서 이렇게까지 큰 감정적 낙차를 겪지 않을 것이다.

'이를테면 산모가 산부인과 의사라면 어떨까?'

그래서 나는 나의 출산이 아주 평탄하고 순조로울 줄 알았다. 나만큼은 당황하지도, 억울함을 느끼지도, 배신감에 떨지도 않을 줄 알았다.

제1장

변신

———

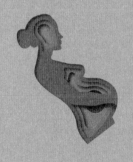

◎

모든 것이 변한다

"애 낳으면서 여자 몸 망가진다는 말이 많잖아. 너는 어떻게 생각해? 아기도 낳았고, 산부인과잖아."

"아, 그런 면도 있긴 한데…."

"역시 그렇지? 다른 애들도 체형이 안 돌아온다고 하더라고."

"에이, 마르고 예쁜 사람은 애 낳아도 마르고 예쁘더라. 나야 뭐 잃어서 아쉬울 미모가 있었던 것도 아니고! 하하하…."

창피하지만 이 자리를 빌려 고백하겠다. 나에겐 친구들과의 소소한 대화에서도 임신과 출산에 관련된 주제에는 뭐든지 '쿨'하게 보여야 한다는 이상한 강박관념이 있었다.

그래야 멋진 산부인과 의사로 보일 테니까! 하지만 실상은 조금도 쿨하지 못했다.

저 대화를 나눈 것은 아기 낳고 100일쯤 되었을 때 만난 동창들과의 식사 자리였는데, 외출 직전까지도 늘어난 뱃살에 맞는 옷을 찾아내지 못해서 부아가 치밀던 참이었다. 결국, 출산 후로는 입지 않아도 될 줄로만 알았던 임부복을 그때에도 입고 있었다. 아주 오래간만의 외식이라 기분을 내고 싶어도 처진 살가죽과 가득한 튼살, 온통 빠졌다가 잔디처럼 돋아나서 도저히 정돈이 되지 않는 머리카락을 보고 있자면 한숨만 나왔다.

이는 물론 나뿐만 아니고, 임신과 출산을 경험한 이들이 비슷하게 호소하는 신체의 변화이다. 특히 임신으로 인한 외형의 변화 면에서 긍정적으로 여겨지는 것은 없다고 보는 것이 맞겠다. 아무리 미디어에서 D라인(만삭 임신부의 볼록한 배를 이렇게 표현한다)의 아름다움을 호들갑스럽게 칭송한다고 한들, 착색된 피부, 펑퍼짐한 체형, 휑한 정수리는 솔직히 우리 사회 특유의 엄격한 미적 기준에서 많이 벗어난 것이다. 그래서 신체의 변화는 여성들이 털어놓는 임신 경험담에서 각별히 부정적 역할을 맡는다.

임신 이야기의 또 다른 주제는 괴로움이다. 저마다 각양각색의 이야기가 펼쳐진다. 호르몬의 영향으로 피로와 졸음을 쉽게 느낀다. 튼살, 착색, 임신선 같은 피부 변화가 생기고, 체중이 늘며 체형이 변한다. 임신 후반기로 갈수록 숨이 차고 거동이 어렵다. 가려움, 변비, 소화, 소변의 문제도 아주 흔하다. 몸은 잘 붓고 관절 여기저기 통증이 불쑥불쑥 나타난다. 임신 전후로는 우울증을 경험하는 사람도 상당수 존재한다.

이렇게 불편함의 종류가 많다 보니, 그중 어느 것이 나에게 당첨될지, 그 정도가 얼마나 심할지 임신 전에는 알 수 없다. 이를테면 살이 쪽쪽 빠질 만큼 지독한 입덧을 겪는 사람도 있고, 의외로 수월하게 임신 기간을 보내는 사람도 있다. 첫째 임신 때엔 양호했던 증상이, 둘째 임신에선 다를 수도 있다.

내 경우에는 식욕이 자제가 안 되는 '먹덧(먹는 입덧)'이 고역이었다. 먹덧에 당첨되면, 공복 상태를 견딜 수가 없다. 위가 비는 순간 지독히 메스껍기 때문이다. 평소에 야식을 즐기지 않던 내가 자다가도 벌떡 일어나서 라면을 먹었다. 몇 시간만 지나면 배가 꺼지고, 위가 비워지면 다시 먹덧이 시작되기 때문에 하룻밤 사이에 라면을 두 번 먹었다. 임신은 참 희한한 일이라서, 그 당시에는 '지금 당장 라면을 먹어야 해!'라는 감각에 사로잡힌다. 그냥 출출하거나 내키는 정도가 아니다. 안 먹으면 무슨 큰일이라도 날 것처럼 입맛이 난리 호들갑을 떨어댄다. 하긴 이렇게 변명을 해봐도, 이때 먹은 것들이 아랫배에 야무지게 자리 잡은 탓에 지금도 임부 체형을 못 벗어나고 있다. 영 못 먹는 것이 전형적인 입덧일 것 같지만, 실상은 고작 입덧 하나도 사람마다 양상이 다양하다.

과거의 임신과 출산에 대한 담론이 태아의 상태나 인구론적 접근에 치우치는 경향이 많았다면, 이제는 임산부라는 개인의 경험에 주목하는 것으로 흐름이 옮겨가고 있다. 또래 친구들과의 대화에서도, 인터넷 커뮤니티에서도 임신·출산에 대한 이야기가 많아졌다. 과거엔 임산부의 고충은 공공연히 표출하기에는 너무 사적인 영역이라는 편견 때문에 활발하게 논의되지 못했다. 하지만 이제는 시대가 많이 변해 정보와 경험담도 풍부해졌다. 덕분에 임신에 대한 상식 수준도 높아졌다. 이제는 미혼 여성이나 남성들도 임신이란 것이 단순히 구역질 우욱 몇 번 하고 배만 뿅 튀어나오는 것이 아니라 다양한 몸의 변화를 불러온다는 것 정도는 인지하고 있는 것 같다.

나는 임산부 스스로에 대한 이야기가 많아진 것이 긍정적이라고 생각한다. 그리고 너무 막연하게만 생각하던 임신 중 몸의 변화에 대해서 구체적인 정보가 늘어난 것도 임신을 준비하는 사람들에게 도움이 될 것이다.

여기서 의학적 관점을 따라 한 발 더 들어가 보자. 산부인과 의사만 할 수 있는 이야기도 있어야 하지 않겠는가. 임신한 신체는 근본적으로 어떻게 변할까? 아주 거칠게 요약하자면, 모든 것이 변한다. 태아는 겨우 9개월짜리 세입자 주제에 엄청나게 요란한 리모델링을 한다. (심지어 나에게 전세금을 주는 것도 아니다. 오히려 빼앗아간다!)

물론 가장 두드러지는 것은 생식기관이다. 자궁의 용량이 최대 1000배까지 폭발적으로 증가한다. 그런데 이렇게 현저하게 드러나는 확장 이면에는 더 큰 변화가 있다. 임신을 한 신체는 작동 방식이 미묘하게 조절되어, 인체의 거의 모든 장기가 큰 영향을 받는다. 신진대사와 혈당 조절 기준이 태아를 위해서 변화한다. 수분이 늘어나서 인체의 조성이 변한다. 혈액의 양이 엄청나게 늘어난다. 철분 등 각종 대사, 면역 기능이 조정된다. 심장이 더 빨리 뛰고 심박출이 달라진다. 뇌의 구조가 변한다. 늘어난 자궁 때문에 폐 부피가 달라진다. 갑상샘 호르몬 수치가 변화하며 콩팥 기능도 조정된다. 우리 몸은 임신 같은 거대하고 장기적인 영향에서 자유로운 부분이 사실상 없다.

의학 교과서는 임신으로 인해 유발되는 신체 변화의 항목만 50가지쯤 나열한다. 강조하자면, 의학적으로 아무런 이상이 없는 정상 임신에도 기본적으로 동반되는 것들이다. 겉으로 드러나는 피부나 몸매를 훨씬 뛰어넘는 본질적인 기능 수준에서 차이가 생긴다. 임산부를 위한 별도의 의학적 정상 기준치가 있는 이유이다.

더욱 놀라운 것은 지금부터다. 아기를 낳고 나면 그 광범위하고 격렬한 변화가 다시 제자리를 찾아간다. 체내에 쌓였던 수분과 늘어났던 혈액량이 이전 수준으로 서서히 돌아간다. 심박출과 폐활량도 이전으로 돌아간다. 에너지, 물질 대사와 면역 기능이 회복된다. 호르몬 수치도 원래의 궤도를 찾아간다. 자궁의 부피는 줄어들고, 태아 때문에 눌리거나 밀려 올라가 있던 방광과 창자도 자기 자리로 돌아온다.

튼살, 임신선, 탈모와 초라한 몸매 때문에 애 낳고 거울을 보고 있자면 기분이 좋기가 힘들다. 아기가 한 살이 넘은 내가 아직도 배가 잔뜩 나온 걸 보면 외형의 차이는 꽤나 오래 지속되는 것도 사실이다. 하지만 적어도 재생산을 거치면서 나 자신에게 무슨 일이 일어난 것인지 온전하게 판단하려면, 오랫동안 극심한 변화를 겪고도 기가 막히게 회복해내는 신체 기능과 장기에 대해서 대견함을 느끼는 것이 마땅하다. 잃는 것과 회복하는 것의 대차대조표를 적어보자면, 임신과 출산으로 인해 영구적으로 변하는 것보다는 이전으로 돌아오는 것들이 훨씬 많다.

○

아마 많은 사람들이 2018년 영국 왕세손비 케이트 미들턴의 셋째 아이 출산을 기억할 것이다. 아기 낳고 불과 7시간 만에 완벽한 메이크업과 의상을 갖추고 무려 하이힐까지 신은 채로 미디어 앞에 등장한 왕세손비의 모습은 파격적이었다. 이를 두고 여러 목소리가 있었다. 아무리 대중 앞에 시시콜콜 노출되는 영국 왕실이라고 해도, 출산 직후 마치 아무 일도 없었다는 듯이 한결같은 외모를 과시한 것이 과연 적절하느냐는 지적이었다.

현실 속 여성들의 삶은 전혀 그렇지 않다. 특히 아기 낳고 며칠간은 오로라고 부르는 산후 자궁 분비물이 쏟아진다. 산모들은 환자용 패드 위에서 피를 흘리며 기진맥진해 있는 것이 보통이다. 하물며 구두에 드레스라니…. 평범한 사람들에겐 당치도 않다. 수많은 기자 앞에 모습을 드러낸 왕세손비의 화려함은 출산 후의 당연한 신체 변화까지 지워버리는 과도한 연출이라는 볼멘소리가 터져 나왔다.

대규모 인력과 자본을 동원해서 이뤄지는 연예인이나 일부 특수 계층의 완벽한 자기 관리 앞에서 평범한 임산부는 기가 죽는다. 외형에 대한 기준이 이렇게나 혹독하다 보니, 임신과 출산을 경험할 때 겉모습의 변화에 낙심하는 것도 당연하다. 하지만 거기서 한 겹 더 들어가면 또 다른 차원의 이야기가 펼쳐진다.

태아의 생명력이 얼마나 놀라운지 떠올려보자. 수정란이라는 한 개의 세포에서 하나의 생명으로, 더 나아가 독립적인 인격으로 자라난다. 아기의 성장은 엄청나게 역동적인 데다 폭발적인 에너지로 넘친다. 이 경이로움에 아무도 이견이 없을 것이다.

'잠깐. 그런데 우리는 임산부의 경험과 감정에 대해서 이야기하기로 하지 않았던가? 또 지겨운 태아 예찬이라니…'

기다려 보시라. 임산부도 바로 그 생명력 넘치는 태아가 자라나서 된 존재이다. 마냥 연약하던 아기가 2차 성징이 나타날 시기까지 쑥쑥 자라나고, 수태라는 부담을 감당할 만큼 적절한 신체 상태를 유지한, 생물학적으로 대단히 성공적인 존재들이다. 그러니 임산부의 회복력은 결코 무시할 만하지 않다.

임신에 동반되는 변신을 굳이 미화하고 싶은 생각은 없다. 하지만 여성의 몸은 출산 때문에 희생당하는 제물이 아니다. 새 생명을 품어서 세상에 내보내는 것뿐만 아니라, 큰 변화를 탄력적으로 수용하고 복구해내는 것도 인체의 기특한 능력이다. 격변을 유연하게 버텨내는 인체의 잠재력에 주목한다면, 재생산은 그 주체가 커다란 효능감을 느낄 수 있는 귀중한 경험이다.

생각할수록 억울한 마음

임신을 알게 되었을 때, 나는 분만 병원에서 근무 중이었다. 아기 밴 채로 아기 받는 일을 하는 것이 쉽지 않으리라는 것은 예상하고 있었다. 사실 근무가 문제가 아니라, 출퇴근부터 난관이었다. 불러오는 배에 가쁜 호흡 때문에 평범한 오르막길은 안나푸르나 트래킹이나 마찬가지였고, 계단이라도 마주치면 나에겐 수직 암벽등반이나 다름없었다. 자동차로 출퇴근을 하고 싶었지만 좁은 주차장에서는 배불뚝이 임부가 내리고 타는 것만으로도 배로 고생스럽고, 행여나 사고가 날까 봐 운전하는 것도 적지 않은 스트레스였다. 그래서 임신 전처럼 여전히 지하철로 출퇴근했는데, 편도 70분 거리의 직장까지 가는 길에 임산부 전용 좌석은 비어 있는 날도 있지만 아닌 날도 있었다. 가끔은 어지러워서 자리에 주저앉아야 했고, 입덧 때문에 여러 번 헛구역질을 하곤 했다.

그 모든 것을 차치하고서라도, 이 특별한 증상 때문에 나의 직업 유지와 인간적 존엄이 위협받으리라고는 예상치 못했다. 임신 초기부터 잦은 방귀가 슬슬 시동이 걸리더니, 곧 부인할 수 없는 방귀대장이 되었다. 밥 먹고 난 다음이면 나의 방귀 세례에 주변이 은은한 구린내로 진동하곤 했다.

변명을 하자면, 생리적으로 어쩔 수 없는 현상이다. 임신을 하면 소화 기능이 느려지고 커다란 자궁이 방광과 위장을 압박한다. 배 안 공간은 탄력적으로 늘어나기는 하지만 한계는 있다. 기체는 압력이 높은 곳에서 압력이 낮은 곳으로 흐르기 때문에 가스가 방귀와 트림의 형태로 몸 밖으로 비집고 새어 나오는 것은 자연스러운 결과이다.

아무리 그렇다고 해도, 내가 일하는 공간은 좁고 환기가 잘 안 되는 진료실이었다. 환자와 간호사, 병원 직원들이 모두 이 생체 화생방을 견뎌야 한다는 건 나의 사회적 위신을 심히 손상시키는 일이었다. 번듯한 전문의가 되어 명패가 번쩍이는 진료실에서, 잘 다려진 흰 가운을 입은 멀끔한 나의 모습을 기대하곤 했다. (상상 속의) 프로답고 멋진 나 자신! 하지만 적어도 임신 후의 현실은 달랐다. 아무도 나에게 대놓고 타박하지 않았어도, 연신 방귀를 뀌어 대는 처지는 내심 체면을 구겼다. 나는 엉뚱한 곳에서 화풀이를 했다. 퇴근하고 집에 돌아오면 꼭 일부러 남편 옆에 가서 방귀를 뀌었다.

"우리 환자들도 하루 종일 견딘 냄새야. 임신 중이라 어쩔 수 없다고. 자기는 우리 아기의 공동 책임자니까, 방귀 냄새의 고통을 분담해야 해!"

유치하기는 해도, 모든 신체적 부담을 나만 지는 것이 못마땅했다. 임신 전 우리 부부는 뭐든 같이 했다. 같이 경제 활동을 했고, 같이 집안일을 했다. 같이 서로를 돌봤고, 아기 계획도 같이 세웠다. 남편만 할 수 있고 나는 할 수 없는 것은 소변을 서서 보는 것뿐이었다. 하지만 임신을 기점으로 완전히 다른 세상에 들어서게 되었다. 자궁도 난소도 나에게 있다. 출산과 모유 수유도 내가 해야 한다. 아무리 아기를 부부가 함께 돌본다고 해도, 여전히 재생산만큼 성별에 따른 역할 차이가 두드러지는 것은 없다.

　하루는 새벽 수유를 하다가 우연히 황제펭귄에 대한 다큐멘터리를 보게 되었다. 그런데 이 귀여운 펭귄 부부의 역할 분담이 참으로 인상적이다. 알을 낳은 암컷은 먹이를 구하러 먼 바다로 떠나고, 수컷이 발등 위에 알을 올려놓고 지극정성으로 품는다. 떨어뜨리면 순식간에 얼어버리는 혹한의 날씨 탓에 수컷은 알을 품는 것에 무척이나 조심스럽다. 그리고 암컷이 돌아오면, 둘은 역할을 교대한다. 참으로 이상적인 역할 분담에, 완벽한 맞벌이 부부의 모습이다.

　'나는 알(난자)을 만드는 것도, 태아를 품는 것도, 모유 수유도 내가 해야 하는데….'

　게다가 내가 아기 젖을 물리는 사이 옆에서 세상모르고 쿨쿨 자고 있는 남편을 보고 있자니 부아가 치민다. 호모 사피엔스도 수컷이 어느 정도는 감당하는 것이 합리적이라는 생각이 든다. (남편도 묵묵히 방귀 냄새를 견디는 것 이상으로 쓸모 있는 일을 할 수 있지 않을까?) 일단 나보다 덩치가 크니, 태아를 배 속에 넣고 다니기에 물리적 공간이 넉넉해 보인다. 적어도 키가 작은 나처럼 만삭에 숨을 쌕쌕대면서 뒤뚱대지는 않을 것이다. 그리고 호모 사피엔스 수컷에게도 유두가 있어서, 유즙 분비 호르몬이라는 신호가 켜진다면 젖을 분비하는 것도 마냥 불가능하지만은 않을 것이다. 생각할수록 억울한 마음에, 자는 남편을 괜스레 한번 꼬집었다.

내 안의 포유류 암컷과 화해하기

왜 암컷이 수태와 양육에서 더 많은 짐을 지는 것일까? 근본적인 이유는 인간도 포유류 동물이기 때문이다. 포유류 동물의 90퍼센트 이상이 암컷이 재생산을 전담한다. 일단 출발은 난자이다. 난자는 우리 몸에 있는 세포 중 가장 커다란 세포인데, 그만큼 값비싼 자원이다. 유성생식 동물에서 이 귀중한 난자를 생성하는 쪽이 암컷이다. 난자는 아기를 구성할 절반의 유전물질뿐만 아니라 엔진 역할을 하는 미토콘드리아와 풍부한 세포질을 포함하고 있다. 반면 수컷의 정자는 단출하게 유전물질만 기여한다.

이제 정자와 난자가 만나서 수정이 되었다고 치자. 만들어진 수정란을 몸 외부로 내보낸다면 이는 알을 낳는 동물, 난생(卵生)동물이다. 새나 물고기, 개구리 등이 이런 난생동물이다. 알에 대한 돌봄 전략은 다양하다. 한쪽 성별이 도맡기도 하고, 황제펭귄처럼 부부가 함께 돌보기도 하며, 혹은 낳은 후엔 알아서 자라도록 신경 쓰지 않는 경우도 있다. 다만 단점도 명백하다. 알은 누군가가 지키지 않으면 꼼짝없이 포식자에게 먹힌다. (계란이 얼마나 맛있는지 떠올려보자.) 애써 낳은 알을 빼앗기는 것은 번식 관점에서 치명적인 실패이다.

인간을 비롯한 태생(胎生)동물은 다른 전략을 취한다. 절대 남이 훔쳐갈 수 없는 곳, 바로 몸 속에 수정란을 품는다. 알을 가장 안전한 둥지인 신체에 숨겨 한동안 성장시키는 것이 임신이라는 묘수이다. 태생동물은 모체의 영양을 통해 태아가 충분히 발달할 수 있는 시간을 벌고, 가장 연약한 시기의 자식을 외부 위협으로부터 지켜낼 수 있다. 새끼의 생존 가능성이 커지는 대신 임신의 주체인 암컷은 대가를 치러야 한다. 태아에게 성장할 자원을 공급해야 하고, 몸이 무거워져 운동 능력이 저하될 수 있다. 아기를 몸 안에 자리잡게 하려면 면역 등 신체 시스템을 조정해야 한다. 출산이란 것은 알을 낳는 것에 비해 부담스럽고 심지어 위험할 수도 있다.

태생동물 중에서도 포유류는 더 유별나다. 포유류는 암컷이 젖을 분비하여 아기의 초기 성장을 책임진다. 그러니 모유를 먹이는 시기에 엄마는 추가 영양분이 필요하다. 아기를 끼고 젖을 물리다 보니 자연스레 암컷이 돌봄을 도맡게 되는데 이런 일은 동물의 세계에서 빈빈하다.

여기까지 생각이 미치니 절로 한숨이 나온다. 나는 왜 하필 포유류 암컷으로 태어났을까? 새벽 수유는 진작 끝났고 토닥토닥 아기 트림도 시켰다. 아기가 자는 틈을 타서 나도 잠시 눈을 붙여야 하건만, 억울한 마음에 잠이 오지 않았다.

'인간도 애초에 새처럼 알을 낳았다면, 우리 부부도 펭귄처럼 완벽한 역할 분담이 가능했을 텐데!'

생명체의 진화는 맹목적이라더니, 정말로 목적도 방향성도 없는 모양이다. 하긴, 21세기 대한민국에 맞벌이 부부가 이렇게 많아질 줄 누가 알았을까? 하지만 이제 와서 뭐 어쩔 수 없다. 무구한 진화의 시곗바늘을 무슨 수로 되돌리겠는가. 오히려 나 자신이 포유류 암컷이라는 명백한 사실을 간과하고 살아왔다는 것이 이상한 일이다. 새끼를 낳고 젖을 먹여 키우는 방식이 성공적이었기에 인간이 이만큼 번성한 것이니, 탓할 이유도 없다.

○

인류는 지능과 문명을 활용해서 신체 기능의 일부를 도구로 대체한다. 기억력을 스마트폰에 위임하고, 이동력을 교통수단에 위임한다. 같은 맥락에서 임신과 출산의 육체적 속성을 일부나마 스스로 극복했다. 우리는 포유류 동물이긴 하지만, 모유를 먹이지 않으면서 아기를 키우기도 한다. 모유 수유의 대안으로 분유 수유가 있기 때문이다. 우리는 양육을 도울 수많은 '육아템'을 개발했다. 내가 포대기, 유모차, 아기 침대를 활용하는 것을 보면 틀림없다. 이것들은 비록 아주 잠시이긴 하지만, 아기에게 편안함을 제공해서 나의 팔을 대신해준다. 나중에 더 알아보겠지만, 인류에게는 양육의 짐을 나누기 위해 다양한 인력으로 구성된 사회적 협동망도 있다.

그렇다면 자궁의 대체재는 없을까? 인공 자궁은 저출산 대책 중 하나로 등장하는 단골손님이다. 의학적 문제로 출산이 어렵거나 여러 부담을 피하고 싶은 여성들이 간절히 바라는 것이기도 하다. 물론 난자를 채취한 후 체외 수정으로 수정란을 만드는 것은 현재에도 가능한 난임 시술 기법이다. 다만 체외에서 수정이 되면 다시 사람 몸에 심어서 착상을 기다리고 성장을 마쳐야 아기가 태어난다.

'시험관 아기'와 같은 용어는 대중의 오해를 불러일으키기 딱 좋다. 최초의 시험관 아기로 유명한 루이스 브라운조차 사실 시험관에서 태어나지 않았다. 정확히는 시험관도 아닌, 배지에서 수정이 되었다. 시험관 아기도 수정을 포함한 극초기 과정을 제외한 나머지 아홉 달은 어머니의 몸을 빌려 다른 아기들처럼 자랐고, 다른 아기들처럼 자궁에서 태어났다. '시험관 아기'라는 용어는 마치 태아가 독립적으로 실험실 환경에서 성장한다는 인상을 주지만 전혀 사실이 아니다. 가장 최신 난임 기법에서도 아기를 태어나게 하는 것에는 모체의 역할이 절대적이다. 우리가 아직까지는 태생동물인 이유이다.

이제부터는 판타지 소설 같은 이야기인데, 미래에는 임신부터 출산까지 완벽하게 대신해주는 인공 자궁이 생길지도 모른다. 정말로 이런 도구가 생긴다면 인간은 난자와 정자만 공여하고, 나머지는 도구나 외부 인력에 위탁하는 것도 이론적으로 가능해진다. 그래서 인공 자궁이 출현한다면 우리는 진정으로 포유류의 숙명에서 벗어날 수 있다. 그때가 오면 인간은 태생동물에서 일종의 난생동물로 바뀌는 셈이다. 실현 가능성이나 부작용에 대한 고민은 차치하더라도, 한번쯤은 해봄직한 생각이다. 생식을 위임한다는 꿈을 꾸는 인간들, 새가 되고 싶은 포유류의 날갯짓이다.

내 몸에 이런 기능이 있다고?

갓 태어난 아기는 손과 발이 자기 것인 줄 모른다. 그래서 사지를 마구 휘두르다가 그것들에 깜짝 놀라곤 한다.

'이게 뭐야!'

손을 꼭 쥐는 반사 작용 때문에 자기도 모르게 자기 머리카락을 마구 잡아당긴다. 아파서 엉엉 울면서도, 그게 바로 자기 손 때문인지는 모른다. 손이 몸의 일부라는 것을 알아채는 것도, 신경반사를 넘어선 의식적 조절과 통제를 하는 것도 모두 시간이 필요하다. 점점 인지가 발달하며, 눈앞에서 휘적대는 '둥글넓적하면서 끝이 다섯 가닥으로 갈라진 분홍빛 살덩어리'가 자기 손이라는 것을 깨닫는 순간이 온다.

'오, 이것이 내 손이구나….'

인간이 손에 얼마나 많이 의지하는지 생각해보자. 아기에게 손의 발견은 신대륙을 발견한 콜럼버스나 다름없다. 더없이 심각한 표정으로 손가락을 유심히 쳐다보며 구부려보고, 펴본다. 자기 의지대로 움직일 수 있다는 것을 깨달으면 곧바로 아주 유용한 행동을 한다. 그 '손'이라는 녀석을 '입'으로 가져와서 빨며 쪽쪽이 대용으로 쓴다. (우리 아기는 자신의 '발'까지 발견한 이후에는 엄지발가락을 맹렬히 빨았다. 젖꼭지와 좀 더 비슷하게 생겨서일 것이다.)

이와 비슷한 인체의 발견이 엄마 쪽에서도 일어난다.

'내 몸에 이런 기능이 있다고?'

바로 유방에 대한 이야기이다. 아기는 태어난 이후 인체의 존재를, 엄마는 인체의 용도를 재발견한다.

유방의 수유라는 용도는 첫 아기를 낳기 전까지는 마치 실재하지 않는 것처럼 느껴진다. 학창 시절 성교육이란 것도 받고, 머리로는 가슴에서 젖이 나올 수 있음을 알고는 있다. 하지만 말이 그렇다는 거지 정말로 아기에게 젖을 물려보기 전까지는 체감하기 무척 어려운 부분이다. 만약 출산하기 전의 나에게 누군가가 사람에게 유방이 왜 있는지 물어본다면, 나는 무심코 이렇게 대답했을지도 모른다.

"유방이 왜 있냐고? 유방이 없으면, 흠… 글쎄, 브라를 못 입잖아?"

유방은 보통 성적 의미를 지니는 신체 부위이며, 보다 일상적 차원에서는 여성들에게 속옷 하나를 더 걸치게 만드는 번거로운 돌출 부위이다. 유방의 다른 기능, 수유는 보편적 인식에서 꼭꼭 숨겨져 있다. 인간이 포유류, 그러니까 젖을 먹이는 동물로 정의되는 것을 생각하면 참 아이러니한 일이다.

수유부의 뇌하수체에서는 프로락틴이라는 호르몬이 나오는데, 이 프로락틴이 유즙 분비를 관할한다. 임신 기간 중에 이 호르몬의 영향으로 유선이 발달하여 유륜과 유방이 커진다. 출산시에 급증하며 본격적으로 수유를 위한 준비를 한다. 모유에는 신묘한 자동 조절 기능이 있어서 젖을 자주, 많이 먹이면 그에 맞춰서 더 많이 생성된다.

물론 모유 분비도 사람마다 다르다. 태생적으로 유즙 분비가 적은 사람도 있고, 지나치게 많은 사람도 있다. 모유가 많을수록 젖 먹이기 유리할 것만 같지만 꼭 그렇지만은 않다. 생성된 젖을 수유나 유축으로 짜내지 않으면 정체되어 울혈이나 염증이 쉽게 생긴다. 때로는 저절로 흘러서 옷을 적셔버리기에 모유를 흡수할 패드도 필요하다. (타임어택 게임처럼, 일정 시간 내에 해결해야 한다.)

나는 모유 과다에 해당하는 산모였기에 한밤중에도 3~4시간마다 일어나 젖을 비워야 했고, 단 한 번이라도 시기를 놓치면 지독한 젖몸살에 시달렸다. 엄마 없는 심청이가 젖동냥으로 컸다는 이야기가 순식간에 이해가 갔다. 나 같은 아낙들이 젖을 나눠주었던 것이다!

아기를 낳은 지 한 달이 넘었을 무렵, 야심차게 첫 외출을 감행했다. 끝없는 젖 먹임으로 인한 스트레스는 한계치에 이르렀고, 집에서 한 발짝도 벗어나지 않고 종일 신생아를 돌보는 일은 심신을 지치게 했다. 쇼핑이… 쇼핑이 하고 싶었다! 비장하게 외출 채비를 하며, 남편에게 단단히 으름장을 놨다.

"내 오늘 쇼핑으로 가산을 전부 탕진하고 올 터이니, 그런 줄 아시오."

나의 허세 가득한 엄포에 남편은 알아서 아기를 돌보고 있을 테니 밖에 나가서 바람 좀 쐬고 오라고 했다. 하지만 나의 야심 찬 계획은 내 안의 포유류 암컷이 나를 야멸차게 배반하며 어그러졌다. 아직 본격적으로 쇼핑몰 구경을 시작하지도 못했는데 유방이 땡 땡 붓는 느낌이 들기 시작하더니, 급기야 수유패드가 젖기 시작했다. 야속한 프로락틴은 그 짧고 귀한 여가시간마저 기다려주지 않았다. 째깍째깍. 이제 유방은 두 개의 시한폭탄처럼 느껴졌다. 절대 해체하거나 떼어낼 수조차 없는! 차가운 도시 여자인 나는 몇 달 만에 나온 바깥세상 구경이 고팠지만, 동시에 포유류 암컷이기도 한 덕분에 아기의 곁을 잠시도 떠나지 못하고 쉼 없이 젖을 먹여야만 했다. 결국 아무것도 못 산 채 억울함을 삼키면서 조급하게 집으로, 젖을 빨 아기가 있는 나의 동굴로 돌아왔다.

아…. 젖도 울고, 나도 울었다.

"수유 기계가 된 것 같아요."

문명사회를 살아가는 우리들에게 유방은 단연 성적 암시를 뜻한다. 물론 섹시함 과시도 전통적으로 유방의 중요한 기능 중 하나이지만, 사실 젖 분비야말로 유방의 핵심이다. 그런데도 우리가 여성의 가슴으로부터 모유를 좀처럼 연상하지 못하는 것은 수유의 특수성과 임시성 때문인 것 같다. 수유의 시기는 짧다. 수유를 해본 입장에서는 다행스러운 일이다. 나의 의지와 상관없이 체액을 뿜어 옷을 적시는 점잖지 못한 일이 반복되기 때문이다.

이런 면에서 수유 중인 유방은 굳이 따지자면 방광과 비슷한 면이 있다. 누구나 하루에 몇 번씩 소변을 봐야 한다. 방광이 내리는 생리적 명령은 너무나 지엄하기 때문에 제아무리 엄숙한 자리에서도 화장실 가고 싶다는 요청은 너그럽게 받아들여진다. 다만 유방은 방광보다 더 까다로운 존재인데, 모유가 흐르는 것은 소변과 달리 내 의지로 잠시라도 참거나 미룰 수 없다. (수유부에게 모유 수유나 유축이 자유롭지 않은 환경이란, 화장실이 없는 장소처럼 가혹하다!)

임신을 하면 우리 몸은 호르몬이 주도권을 쥔다. 몸은 재깍재깍 리모델링을 한다. 유방은 수유에 대비해야 하기 때문에 임신 시기부터 상당히 발달한다. 아기를 낳고 며칠이 지나면, 이제는 유방의 존재감을 도저히 무시할 수 없을 만큼 발달한다. 일부러 단유(斷乳)를 하지 않는 이상 이 과정은 내 마음대로 조절할 수 없이 휘몰아친다. 이렇듯 재생산의 몇몇 부분에는 강제성이 있다.

진화적 관점에서 당연한 일이다. 한 단계가 끝나면 다음 단계를 위하여 자동으로 호르몬 스위치가 켜진다. 사춘기가 되면 첫 생리를 시작하고, 배란이 일어난다. 모두 의지와는 상관없는 일이다. 성생활을 하다 보면 임신이 된다. 임신이 되면? 아기가 태어난다. 아기가 태어나면? 모유 생성이 시작된다. 우리가 꼭 의지를 발휘해야만 숨을 쉬고 눈을 깜빡이지 않는 것처럼, 재생산의 결정적 단계들은 자동화되어 있다. 성공적인 출산과 양육이라는 한 가지 목적을 향해 몸이 질주하는 것이다.

이 일련의 과정이 저절로 일어나는 것이라고 해서, 심리적으로도 당연한 것은 아니다. 재생산은 인류의 가장 근본적 특성이 큰 변화 없이 보존된 영역이다. 인간이 영양을 섭취하는 형태는 천태만

상으로 변화했지만, 모유 수유는 인류의 가장 아득한 시절부터 그대로이다. 엄마가 아기를 품에 안고, 입에 젖꼭지를 물리면, 아기가 쪽쪽 빨아먹는다. 형태도, 속성도, 본질도 전혀 변하지 않았다. 이 시절만 빼면 우리의 밥상은 엄청나게 많이 변화했다. 문명인이 된 호모 사피엔스는 현대적 화구와 온갖 조리 도구를 쓰며, 다양한 재료와 세련된 식기를 이용해 식사를 한다. 만약 엄마라면 젖 먹이는 것이, 아기라면 젖 먹는 것이 당연한 것이니 이렇게 긴 글로 불평하지 말라고 핀잔하고 싶다면, 본인은 끼니마다 매머드를 사냥하거나 들판에서 열매를 따먹는 수고를 들이는 사람인지 돌이켜보자. 현대인에게 모유 수유란 원시의 순간이고, 그 자체로 모험이다.

유방은 사춘기부터 발달을 시작하지만, 그 존재감이 최고조로 폭발하는 시기는 임신 이후로 유예된 기관이다. 그리고 그 시간 동안 유방의 성적 측면만이 유난히 강조되고 본질적 측면은 지나치게 무시된다. 신체는 모든 부위가 어느 정도의 목적성이 있지만, 유방은 나 자신이 아닌 타인(자식)을 위해 기능한다는 독특함이 있다. 수유는 방귀, 트림, 대소변, 재채기처럼 조절이 마음대로 되지 않는다는 점에서도 특수하다.

마냥 아름답고 편안하기만 한 상상 속 모유 수유의 이미지와 현실 간의 괴리 때문에 당혹스럽다면, 조금도 이상한 일이 아니다. 철학자 칸트가 인간은 도구가 아니라 목적이어야 한다고 하지 않았던가? 하지만 모유 수유를 하는 동안 나는 아기의 영양 공급을 위한 도구인 것이 너무 명백했다. 아기가 목적이고 나는 도구이니, 존엄을 잃은 것만 같았다.

"수유 기계가 된 것 같아요."

"애 낳고 젖소처럼 짐승으로 살아요."

산모들의 아우성이 이해가 갔다. 아기 낳기 전에는 납득하기 어려웠던 '억울함'의 근원이 무엇인지 어렴풋이나마 짐작할 수 있었다.

그렇다면 나는 존엄을 되찾기 위해 모유 수유를 그만두었을까? 사실은 복직하고도 몇 개월 더 모유 수유를 했다. 일단 출근하기 직전에 아기 젖을 먹였다. 직장에서 점심시간마다 유축을 했고, 유축한 모유를 냉장고에 보관했다가, 퇴근하면서 보냉백에 넣어 가져왔다. 허겁지겁 퇴근과 함께 집으로 달려가 아기에게 젖을 물렸다. 새벽엔 아기를 끼고 비몽사몽간에 젖을 먹였다. 이쯤 되면 얼마나 수고로웠는지는 말과 글로 다 할 수 없다. 그래도 그만둘 수 없었다. 수유의 보상이 너무 달콤했기 때문이다.

호르몬, 그 녀석이 범인이다. 호르몬이 나를 조종하고 있었다.

동요를 듣다가 오열했습니다

우리는 모두 생명체이다. 생명체는 외부 환경에 맞서서 스스로를 유지하는 성질을 지닌다. 우리의 몸은 외부로부터 양분 등을 공급받아서 끊임없이 인체의 내적 환경을 유지시킨다. 이를 항상성이라고 하는데, 생명체의 핵심 성질 중 하나이다. 우리의 체온, 심박, 혈압, 산소 농도 등등은 일정 부분 변화는 있을지언정 어느 정도 허용 범위 내에서 유지되어야 한다. 일정함을 유지해야 우리가 '살아있다'라고 할 수 있다.

만약 병원의 환자 중 누군가의 심박수 등이 급격히 변한다면 이 중요한 기능에 심각한 문제가 생긴 것이므로 의사들이 호출을 받고 어디론가 후다닥 달려간다. 생물 시간에 배우는 '피드백 과정'의 대부분이 음성 피드백인 이유는 여기에 있다. 우리 몸은 너무 과해지면, 다시 줄이는 비법이 작동한다. 너무 적어지면, 정상 범위로 복구한다. 이렇게 일정한 생체 활동을 유지하는 과정을 음성 피드백이라고 말한다. 인체가 항상성을 유지하는 원리이다.

그런 점에서 음성 피드백과 반대되는 과정인 양성 피드백은 예외적이다. 과해지면 줄이고, 적어지면 늘리는 '적당함' 추구가 모름지기 생명체의 미덕이다. 양성 피드백에서는 정확히 반대이다. A가 B를 증가시킨다고 치면, B는 다시 A를 증가시킨다. 더 많아진 A는 곧이어 더더욱 많아진 B를 만든다. 결과가 원인을 강화시켜서 전에 없던 폭발력을 만든다.

상식적으로 양성 피드백이 필요한 상황은 음성 피드백이 필요한 상황에 비해 적을 것이다. 이를테면 우리 몸의 체온이 엄청나게 높아져야 하는 상황이 있을까? 피가 끓는다는 말은 문학적 비유에서나 쓰는 말이다. 신체는 어제와 오늘이, 그리고 오늘과 내일이 비슷한 것이 가장 좋고 다행스럽다. 하지만 양성 피드백은 이러한 적당주의를 끝장내고, 극단적인 결과를 만든다. 그러니 양성 피드백은 아주 예외적인, 강력한 동력이 필요한 상황에서나 쓰임새가 있을 것이다. 슬슬 눈치 챘을 수도 있겠지만, 임신, 출산, 초기 육아로 이어지는 재생산 과정은 바로 그 폭발적인 에너지가 필요한 순간이다.

출산에 관여하는 호르몬인 옥시토신이 양성 피드백의 대표적인 예시이다. 옥시토신은 출산이 임박했을 때 자궁을 수축시켜 아기를 밀어내는 중요한 역할을 한다. 아기가 나오는 과정은 간단하지 않기 때문에 이 중요한 과제 앞에서 신체는 모든 동력을 쥐어짜야 한다. 그렇다. 양성 피드백이 활약할 때이다. 옥시토신이 자궁을 수축시키면 그 자극으로 인해 더 많은 옥시토신이 분비된다. 더 많은 옥시토신은? 더 강하게 자궁을 수축시킨다. 그렇게 극단까지 밀어붙이는 폭발력에 힘입어 신생아가 가까스로 산도(産道)를 통과한다. 아기가 탄생하면서 피드백 고리가 끊어질 때까지, 옥시토신은 엄청난 자궁 수축력을 만들어내는 힘을 발휘한다.

옥시토신은 모유 수유에도 중요한 역할을 하는데, 젖 먹이는 과정도 양성 피드백이다. 더 많이, 더 자주 젖을 물리는 행위가 더 많은 프로락틴을 만든다. 아기가 젖꼭지를 빠는 행위가 양성 피드백으로 작용해서, 신경자극을 통해 프로락틴 분비를 촉진한다. '젖은 계속 물리다 보면 늘게 되어 있다'는 산후조리원의 격언은 여기에서 기인한 것이다. 출산 직후에는 겨우 한두 방울 나올 듯 말 듯하던 초유가 젖 물림이 반복되다 보면 점점 양이 늘어난다. 나중에는 하루에 많게는 1리터까지 젖을 먹는 아기에게도 충분할 만큼 모유가 늘어난다. 양성 피드백도 피드백 고리가 끊어지면 작동을 멈추게 되어 있으므로, 아기가 젖을 계속 먹지 않거나 아기에게 젖을 물리지 않는다면 자연스레 단유가 되기도 한다.

모유 수유와 관련된 호르몬인 옥시토신과 프로락틴은 아기와 엄마의 상호 간 정서에도 많은 영향을 미친다. 나는 복직을 앞두고 단유를 계획했다. 그런데 이게 웬걸. 단지 단유를 생각하는 것만으로도 슬펐다.

'내 아기가 내 젖을 안 먹는다고? 말도 안 돼….'

정말이지 수도꼭지처럼 눈물이 났다. 이해가 되지 않는 일이었다. 나는 모유 수유에 로망 같은 것은 없었다. 잦은 젖몸살로 고생을 해서 수유가 딱히 행복하지도 않았다. 젖을 물리는 것은 남이 대신해 줄 수 없는 일이라, 새벽에는 나 혼자 덩그러니 아기를 안고 먹여야 했다. 매일같이 지치고, 아프고, 힘들었다. 그런데 막상 젖을 뗀다는 평범한 일이 마치 견딜 수 없는 비극, 세계·자아의 격렬한 갈등, 비참한 핍박, 끝없는 고통처럼 느껴졌다. 감정이 지나치게 널뛰기를 한 나머지, 아기 들으라고 틀어둔 동요 때문에 엉엉 울었다.

'토실토실, 아기 돼지 젖 달라고 꿀, 꿀, 꿀.'

이거 듣고 왜 우느냐고? 간절히 젖을 찾는 아기 돼지가 오열 포인트였다.

'내가 젖을 떼버리면, 우리 아기도 저렇게 울겠지? 어흐흑….'

좀처럼 울지 않는 내가 질질 짜는 것을 보고 당황해하는 남편에게 말했다.

"이건 호르몬 때문이야! 나도, 나도 안다고⋯. 그래도 어쩔 수가 없어."

결국 몇 날 며칠을 울다가 단유에 실패했다. 이것이 내가 복직할 때 젖을 떼지 못한 사연이다. 결국 수유를 지속하게 한 것은 호르몬이 주는 보상 자극과 정서적 민감성이었다.

이게 다 호르몬 때문이야

호르몬은 어떻게 우리의 기분과 행동에 영향을 미칠까? 옥시토신은 자궁 수축 이외에도 어미에게 '돌봄 행동'을 하게 만든다. 새끼를 낳은 적이 없는 쥐에게도 옥시토신을 투여하면 모성 행동을 보인다. 아주 똑똑한 설계이다. 출산을 할 때 옥시토신이 나올 테니, 같은 호르몬이 갓난아기를 위한 돌봄 행동을 촉진하는 것이다. 이 패턴은 사람에서도 유사하다. 한마디로 옥시토신은 애착의 호르몬이다. 실제로 아기와 엄마 사이의 접촉과 유대를 쌓는 행동에 옥시토신이 관여한다. 친밀한 상대와 포옹하고 눈을 맞출 때 우리가 느끼는 행복도 옥시토신 덕분이다. 특히 새끼가 젖 빠는 행위가 모체에게 주는 쾌감이 너무나도 강력하기에, 수유하는 어미 쥐들은 심지어 코카인보다도 젖 물릴 새끼를 우선적으로 선택하는 결과를 보여준 동물 연구도 있다. 나도 아기에게 직접 젖을 주는 기쁨을 놓지 못한 것이다.

수유 시에 크게 증가하는 프로락틴도 유사한 양육 촉진 반응을 보인다. 앞서 설명한 '미완성 새끼'를 낳는 동물들에게는 이러한 생물학적 설계가 필수적이다. 이케아 가구처럼 조립해서 완성할 양육자가 필요하기 때문이다. 신경전달물질로 쓰인 조립 설명서는 나를 집요하게 독촉했다. 아기를 낳자 나의 뇌는 배선을 뚝딱뚝딱 고치기 시작했다. 아기의 울음소리에 재빨리 반응하도록 우선순위를 조정했다. 아기를 끌어안고 젖을 먹이는 행위는 중독적일 정도였다. 아기에게 조금이라도 위협적인 일이라면 물불 가리지 않고 나서야만 했다.

출산 후 나는 호르몬의 노예 같았다. 아기가 주는 기쁨도 컸다. 하지만 아기 울음소리에 신경이 온통 곤두서 있었으며, 아기에 관한 것이라면 지나칠 정도로 민감하게 굴었다.

'이게 다 호르몬 때문이야!'

우울해진 마음에 호르몬 탓을 하다가도, 젖 먹는 아기가 가져오는 보상 자극에 황홀해했다. 나는 마음을 고쳐먹기로 했다.

호르몬의 주체는 다른 어떤 사람이 아니라 나 자신이다. 그러니 노예가 아닌 주인이 걸맞다. 출산과 수유, 돌봄을 관장하는 호르몬들이 양성 피드백을 이끈다는 것을 상기해보자. 매일매일이 비슷한 음성 피드백과 달리, 임시적이고 급격한 상황이 양성 피드백의 활약 무대이다. 평상시에는 자궁이 그렇게 강하게 수축하지도, 귀중한 자원인 혈액을 원료로 모유를 펑펑 만들어내지도 않는다. 모든 노력을 기울여서 가장 극적인 결과를 만들어내는 것을 바로 이들 호르몬이 해낸다. 인체의 내부에 이 고되고 힘든, 일견 불가능할 것만 같은 일들을 가능하게 해주는 섬세한 엔진과 강력한 동력이 있다. 어쩌면 이런 생물학적 필살기 하나쯤 있는 것도 제법 괜찮은 일이다.

재생산과 연관된 호르몬의 파고는 확실히 평소와 다른 감정 상태를 만들고 평소에 하지 않을 법한 행동을 하게 만든다. (나는 심드렁하고 무뚝뚝한 편이었는데, 동요만 들어도 눈물을 쏟는 사람이 되어버렸다.) 그렇다고 해서 임산부가 호르몬에 휘둘린다고 폄하해버리지는 말자. 모든 것이 거울 같은 호수처럼 잔잔해서는 도저히 해낼 수 없는 일이 재생산인 것을 어쩌나. 세상에는 격렬함을 거쳐서 비로소 도달할 수 있는 멋진 일들도 있다. 서핑 하는 이들에게 파도는 절대적인 조건이지만, 아무도 서퍼가 파도에 휘둘린다고 말하지 않는다. 그들은 오히려 파도를 탄다.

나는 오늘도 호르몬의 파도를 타고, 호르몬의 힘을 입는다.

생물학의 절대시계

막간을 이용해 짧은 팁을 한 가지 배워보자. 의사처럼 말하기이다. 생각보다 쉽다. 본인을 소개하는 첫 문장에 성별과 나이, 목적 (주된 증상)을 넣으면 된다. 의학 드라마처럼 영어를 많이 쓰는 것보다 인간을 양식화된 방식으로 묘사하는 것이 훨씬 의사다운 말하기이다. 좀 더 그럴듯하게 보이고 싶다면 이력(과거력)과 접선지(내원경로)를 언급하면 감쪽같다. 소개팅을 할 때도 의사처럼 말해보자.

'29세 남성 김○○, 연애 경력 4회 있으며 결혼을 전제로 한 교제를 위해 모년 모월 모일 지인 주선 하에 소개팅 참석하였습니다.' 면접을 볼 때도 의사처럼 말해보자. '39세 여성 박○○, 1회 이직 경험의 경력직 기획자로 귀사의 공개채용 응시를 위하여 금일 면접에 지원하였습니다.'

이 정도면 똑 부러지게 들리는 데다 명료하기까지 하다. 하지만 면접 자리가 블라인드 채용이라면? 첫 한마디에 탈락할지도 모르겠다. 성별과 나이를 밝혔기 때문이다.

블라인드 채용처럼 성별과 나이, 외모와 학벌 등을 숨기고 순수한 능력과 이력만 평가하는 방식이 편견을 배제하고 공정성을 확보하기 위해 활용되기도 한다. 실제로 나이와 성별은 이제 상당 부분 제한이 되지 못한다. 혹은 적어도 나이와 성별이 개인에게 사회적 장애물로 작용하면 안 된다는 공감대와 합의가 확산되고 있다.

하지만 적어도 생체의 관점에서는 그럴 수 없다. 의학에서 환자에 대한 가장 중요한 정보는 성별과 나이, 증상이다. 그렇기 때문에 의사가 환자를 묘사하는 '병력'이라는 진술은 예외 없이 성별, 나이, 증상을 포함해야만 한다. 중요한 규칙이다. 성별과 나이는 개인의 상태를 보여주는 결정적인 생체 정보라서 결코 숨기거나 무시할 수 없다. 꼭 임신과 출산이 아니어도 모든 의학 분야에서 그렇다. 여성이 가진 장기와 여성이라는 신체의 작동 원리, 여성이 주로 걸리는 질병은 남성과 다르다. 나이도 마찬가지라서, 어린아이가 주로 걸리는 질병이 따로 있고, 노년층에 두드러지는 신체적 상태가 따로 있다. 사람 몸을 다루면서 이런 점을 고려하지 않는 것은 무책임한 의료 행위가 될 것이다.

출산 시점에 만 35세 이상은 의학적으로 고령 산모로 분류된다. 쉽게 말해 노산(老産)이다. 요즘 세상에 만 35세에 '고령'이라는 단어를 가져다 붙인다는 게 가당치도 않게 느껴질 것이다. 첫 출산의 평균 연령이 이미 만 33세에 이를 정도로 출산 연령이 높아졌다. 현대인들은 결혼도 출산도 예전보다 훨씬 늦게 한다. 하지만 의학적 '고령' 산모의 기준은 여전히 만 35세이다.

진료 상황에서 노산을 설명하기란 사실 쉽지가 않다. 창창한 나이에 고령이라는 청천벽력 같은 소리를 들은 여성은 당장 낯빛이 어두워진다.

'난 아직 젊은데, 벌써 노산이라니….'

썩 듣기 좋은 소리는 아니다. 나는 황급히 수습한다.

"이게 산모분이 말 그대로 '고령층'이라는 건 아니고요. 임신이라는 특수한 상황에서는 35세를 기점으로 태아 기형이나 합병증 발생 위험이 높아지는 것은 사실입니다. 그래도 대부분은 건강히 출산하니 너무 걱정하실 것만은 아니에요."

젊거나 늙었다는 것은 상대적이거나 문화적인 합의일 수도 있다. 20대처럼 보이는 30대도 많고, 젊은이 같은 건강과 활발한 사회생활을 유지하는 중장년층도 많다. 하지만 생물학에서는 그렇지 않다. 요즘 30대가 예전보다 젊고 건강하다는 것은 난소 입장에서는 큰 의미가 없다. 사회적으로는 나이가 숫자에 불과할지라도, 인체에게는 그 숫자가 너무나 중요하다. 특히 재생산의 관점에서는 신기하리만큼 나이의 절대시계가 작동한다. 인간들의 건강 수준이 매우 좋아졌지만 노산의 기준은 뒤로 물리지 않았고, 평균 수명이 과거보다 수십 년 길어졌지만 폐경 시기가 그만큼 뒤로 연장되지도 않았다.

그런 의미에서 생물학적 나이가 결정적인 세계로 진입하는 것은 심리적으로 쉽지 않다. 어느 날 출근했더니 이제부터는 인사고과에 근력을 반영하겠다고, 그것도 아주 높은 비율로 반영하겠다면 직장인의 심정이 어떨까? (3대(스쿼트, 벤치프레스, 데드리프트) 300킬로그램 이상만 진급!) 물론 개중에는 큰 타격이 없거나, 내심 반기는 사람도 있겠지만 많은 사람은 혼란을 느낄 것이다. 매일같이 야근하느라 헬스장도 못 갔는데, 갑자기 회사에서 내 근력을 따지겠다고? 실제로 많은 사람들은 학업으로, 경제 상황으로, 배우자를 찾기 위해, 커리어 유지를 위해 등등 여러 이유로 가족계획을 미룰 수밖에 없다. 그렇게 바쁘게 살다가 비로소 아기를 가질 여유가 생긴 시점에는 나이가 많다고 타박을 들으니 얼마나 억울하겠는가.

사람이 살아가면서 경험하는 각자의 생애 주기가 있는데, 단지

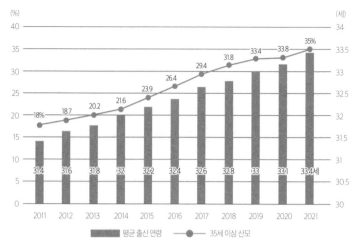

평균 출산 연령과 고령 산모의 비율. 한국의 급격한 고령 출산 경향을 잘 보여준다. 출처: 대한모체태아의학회, 모태소리 12호, 2022년 12월

노산에 대한 염려만으로 임신 시기를 정할 수는 없는 노릇이다. 배우자를 찾는 일도, 학업도, 경제 상황도, 커리어도 모두 중요하다. 실제로 여러 원인으로 인해 한국 전체 산모의 평균 나이가 가파르게 증가했다. 평균값이 33세 정도이니, 전체 산모의 무려 3분의 1 정도가 노산이다. 이렇게 주변에 흔한 일은 별로 경계심이 들지 않기 마련이다.

물론 노산 산모의 대다수가 건강히 출산한다. 나이가 많다고 해서 무조건 임신을 할 수 없다는 뜻도 아니다. 다른 각도에서 해석해보자면, 노산이 많아졌다는 것은 의학이 발달했고 사람들의 전반적인 건강 수준이 나아졌다는 뜻이다. 과거에는 애초에 불가능하거나 고령 출산을 시도하는 것만으로도 위험이 컸을 것이다. 현대에는 의술 덕분에 노산에서 걱정하는 태아 기형이나 조산과 같은 임신 합병증을 더 잘 걸러내고, 대응하는 것도 가능해졌다. 그런데 애석하게도 노산이 흔해졌다는 사실이 노산 자체가 생물학적으로 안전해졌다는 의미는 아니다. 임신은 어디까지나 몸에서 일어나는 일이다.

호모 사피엔스의 문명은 만혼 문화와 늦은 초산을 유행시켰지만, 육체는 수렵채집을 하던 원시 사회에서 별반 달라진 것이 없다. 영양, 위생, 의료 덕에 평균 수명은 배로 늘어났지만, 가임 능력과 수태 과정에서의 오류를 걸러내는 능력이 감퇴하는 시점은 변하지 않았다. 물론 이런 경향성은 여성에게만 국한되는 것이 아니다. 아빠의 나이도 생식력과 태아 건강에 영향이 있는 것으로 나타나고 있다. 하루하루 늙을 수밖에 없는 인간으로서 무척이나 애석한 일이다.

유예된 재생산

20대 때에는 당직 근무가 요즘만큼 힘들지 않았다. 밤새 응급실 당직 서고 다음날 놀러 간 적도 있으니! 하지만 30대가 되어 보니 하룻밤의 당직 근무는 나의 생명력을 쥐어짜야 겨우 버틸 수 있을 만큼 지치고 부담스러운 것이 되어버렸다. 아마 20대 후반부터는 이런 이야기에 많이들 공감할 것이다. 꼭 위중한 병이 있는 것이 아니어도, 기본적인 체력과 회복력이 조금씩 떨어진다.

스무 살 시절의 튼튼한 체력은 대학교 신입생 때 술 먹고 밤새

놀기 위해서 주어진 것이 아니고, 아기를 낳고 키우기 위해서 부여된 능력이라는 농담이 있다. 진지하게 인류학적으로 따져봐도 말이 되는 이야기이다. 피임이 발명되기 전까지 모든 문화권과 모든 시대의 여성들은 대략 18~20세에 첫 임신을 시작했다. 재생산이 현대인에게 부담스러운 이유 중에 한 가지는 재생산의 시점에 우리가 이미 제법 늙어버려서이다. 재생산은 신체에 상당한 부담이자 급격한 변화이기 때문에, 이것을 소화할 수 있는 신체적 여력이 연령별로 차이가 날 수밖에 없다.

재생산이 생애 중반부로 미뤄진 만혼, 노산 문화는 신체뿐만 아니라 정신적으로도 출산과 육아에 허들이 되기도 한다. 오늘날 한국의 초산 연령인 33세 정도의 나이에는 사회 기반과 고유의 생활 방식이 어느 정도 확립되어 있기 마련이다. 이제 막 몸과 정신이 성숙하는, 상대적으로 유연한 시점에 출산이라는 새로운 지평을 경험하는 것과 성인이 되고도 10년 이상 재생산의 영향이 전무한 일상을 지속하다가 갑자기 전폭적으로 삶의 방식을 바꿔나가는 것은 차이가 있을 수밖에 없다. 후자에서 삶의 변폭이 크다.

스무 살 신입생이던 나에게 대학 생활이라는 새로운 삶의 양식을 흡수하는 것은 무리가 아니었다. 좀 새롭고 낯설더라도 대체로 수긍했다. 하지만 첫 아기를 낳은 시점인 서른셋의 나는 직업적 역할, 선호하는 취미와 휴식, 하루의 일과, 소비 패턴처럼 취향과 지향점이 상당히 고정적인 상태였다.

노파심에 덧붙이자면 이것은 현상을 해석해본 것뿐이다. 피임이라는 인류사적 도구를 폐기하자거나, 노산 비율을 낮추기 위해 고3 때부터 출산을 장려하자는 터무니없는 주장을 하는 것은 아니다. 또한 경제적 여유, 정신적 성숙도처럼 늦은 출산의 장점도 결코 적지 않다는 주장도 있다. 때로는 사회의 발전과 의료 기술이 늦은 출산의 생물학적 단점을 상쇄하기도 한다. 다만, 지나치게 유예된 재생산 시기가 신체적으로나 정서적으로 산모를 보다 힘들게 할 가능성을 고려해보는 것도 의미가 있다고 생각한다.

인간은 다른 동물에 비해 유년기가 길다. 문명사회에서는 이 시기가 더욱 길어졌다. 우리는 정신적으로는 스무 살은커녕 서른 살쯤 되어도 진짜 어른이라고 느끼기 어려운 사회에 산다. 게다가 대부분의 사람들이 생물학적 신체가 아닌, 사회문화적 신체의 맥락에서만 성인기 초년을 보낸다. 나이를 초월하거나 심지어 무시하는 것이 문화적으로 '세련되고 올바른' 것이라고 생각하다가 일순간에 전환하는 것은 쉽지 않다. 재생산에 돌입할 때에는 생물학적 신체성에 대한 기존 인식을 극복해야 한다. 축구에는 축구의 룰이 있고, 야구에는 야구의 룰이 있는 법이다.

○

진료 상황에서 의사가 환자의 나이, 비만 등을 언급해야 하는 경우가 잦다. 물론 가치 판단을 섞지 않은 의학적 평가에 해당하는 전문적 소견이다. 하지만 결과적으로 듣는 입장에서는 '나이가 많아서, 뚱뚱하거나 너무 말라서 나쁜 일이 생길 수 있습니다'라는 내용이다 보니 영 유쾌하지가 않다. 이를테면 출산 시점에 산모가 35세 이상이면 고령 임신으로 분류되는데, 산후 출혈과 임신성 당뇨, 임신 중 고혈압 질환, 유산, 조산, 저체중 등 임신 합병증이 생길 확률이 높아진다. 심한 비만도 유산, 기형, 고혈압성 질환과 당뇨, 조산과 출혈 가능성 등등 듣기만 해도 무서운 여러 가지 합병증의 가능성을 증가시킨다. 고령도, 비만도 일반적인 상황에서는 그저 한 사람의 속성일 수 있으나 재생산 건강의 관점에서는 바람직하지 않다.

특히 임신은 산모 본인뿐만 아니라 아기의 건강과 관련된 것이다 보니, 때때로 이런 설명이 꼭 필요한 순간에도 한 번 더 주저하게 된다. 누군들 뚱뚱하고 싶어서, 나이 많고 싶어서 많은 것이 아닌데, 그런 이유 때문에 아기와 본인에게 좋지 않은 영향이 있다고 하면 산모와 가족들은 너무 속상하지 않을까? 마치 내가 저주를 내리는 심보 고약한 마녀가 된 것만 같다.

이렇게 조심스러울 수밖에 없는 것은 체형이나 연령이 상대방을 폄훼하기 위한 의도로 너무 흔히 쓰였기 때문인 것 같다. 그래서 공격적인 의도가 전혀 없는 진료 상황에서도 무척 민감한 주제가 된 것이다. 30대 중반 이후에 임신하는 여성들에게 '어휴, 그 나이에 임신이라니…. 기형아 조심해야 하지 않겠어?'라며 걱정을 가장해 인신공격하는 사람들이 간혹 있다. 그런 걱정일랑은 의사가 할 테니, 상대를 불쾌하게 만들거나 깎아내리려는 의도로 상대의 신체적 특성을 이용하지 않았으면 좋겠다.

소망에 불과할 수도 있겠지만, 여성의 체중이나 연령에 대한 의학적 조언이 특별한 조심성 없이도 자연스럽게 나눌 수 있는 주제가 되었으면 좋겠다. 산모와 환자들에게 신체와 나이 조건이 차별의 기준이 되지 않았으면 좋겠다. 일단 켜켜이 쌓인 낡은 맥락에서 벗어날 수 있다면, 사람들은 자신의 건강과 관련된 상담과 조언을 기꺼운 마음으로 받아들일 것이다. 당신이 키가 크건 작건, 어떤 인종에 속하건, 뚱뚱하건 날씬하건, 나이가 몇 살이건 간에 그런 요인이 가져오는 사회적 스트레스가 없다고 생각해보자. 그러면 인체와 건강에 대한 논의와 담론이 얼마나 건전하고 풍성해질 수 있을까.

아버지를 아버지라 부르지 못하고

문명은 죽음과 탄생, 불결한 것과 병든 것을 우리 시야에서 가린다. 인간의 기본적인 생리 현상도 점잖은 현대인들 사이에선 슬며시 숨기 마련이다. 이해는 간다. 누구나 변을 보지만, 지금 내 점심을 만들어주는 요리사가 방금 변을 보고 왔다는 것을 굳이 알고 싶지는 않은 것이다. 그런 점잖음도 문명인의 미덕이니까. 하지만 재생산은 육체로 회귀하는 경험이다. 출산의 시점에선 드러내지 않아야만 하는 것을 드러내고, 말할 수 없는 것을 말하게 된다. 섹스, 월경, 출산, 수유처럼 지극히 사적으로 가려져 있는 망측한 것들이 대뜸 전면에 나서서 날뛴다. 이 주제들은 너무 날것인지라 사람들을 불편하게 만들어서, 많은 사람은 직접적인 표현을 꺼린다. 다음의 예시는 임산부뿐만 아니라 일반적 산부인과 진료 현상에서 흔히 나타나는 대화이다.

"그게, 거기가 말이에요."

아니면 이런 식이다. "그날에 좀…."

혹은 이런 식, "그거 할 때…."

물론 어느 정도는 눈치껏 알아챌 수 있다. 그런데 이 대명사가 겹치기 시작하면 의미는 점점 더 불분명해진다.

'그날이나 그거 할 때 거기가 좀 그래요.'

나는 '거시기'와 '거시기'의 향연 속에서 일종의 탐정놀이를 해야만 한다. 생리나 성관계를 의미하는 것인지 다시 한 번 확인한다. '거기'가 어디를 말하는 것인지는 본인이 손으로 짚어보라고 한다.

'누가 그런 걸 남사스럽게 말할 수 있겠어? 의사가 알아서 좀 봐주면 안 돼?'

하지만 어림짐작하는 것은 금물이다. 특히 "아래·밑이 좀 그래요"라는 말은 최소한 수십 가지 다른 상황을 말한다. '아래·밑'도 어떤 환자는 질 근처를 말하고, 어떤 환자는 회음부 전체를 말하고, 어떤 환자는 아랫배나 엉덩이, 서혜부를 가리킨다. '좀 그래요'도 마찬가지다. 어떤 사람은 통증을 말하고, 어떤 사람은 가렵거나 탁한 질 분비물이 나온다는 뜻이다. 피부에 종기 같은 것이 난 것도, 불쾌한 냄새가 난다는 것도 간편하게 '좀 그래요'로 뭉뚱그려진다.

말하는 것을 유난히 힘들어하는 환자를 만나면 꽤나 시간을 들여서 스무고개를 해야 한다.

그렇게 수많은 '거시기'들이 무엇을 표현한 것인지 확인하면 문제 파악은 끝난다. 그런데 우리가 이렇게 불명확한 단어의 늪에 빠지는 근본적인 이유를 생각해보자. 그런 '망측한 부위'를 입 밖으로 내고 싶지 않아서인 것 아닌가? 그러나 언어화조차 할 수 없는 문제를 과연 적극적으로 해결할 수 있을까? 쉽지 않을 것이다. 물론 환자가 인체해부학을 통달해서 육하원칙에 맞게 일목요연하게 발언할 필요는 전혀 없다. 그것은 어디까지나 의사의 역할이니까. 하지만 유난히 발걸음하기 힘든 이곳 산부인과까지 온 이상, 적어도 표현은 하는 것이 유익하다고 생각한다.

산부인과에는 분명히 의학적으로 존재하는데 입에 담을 수 없는 것들이 있다. 그 대상이 두려워서이든 부정해서이든 감히 말을 꺼내기가 쉽지 않다. 아주 민감한 경우에는 '자궁'이나 '외음부' 같은 단어를 듣기만 해도 난색을 표한다. '월경'이나 '성관계' 같은 정상적이고 객관적인 말들이 언어의 늪으로 꾸물꾸물 가라앉는다. 하지만 둘러둘러 모호하게 말하는 것은 문학에서나 강점을 가진다. 같은 이유로 나는 '소중한 그곳'(인체에 딱히 소중하지 않은 부분은 없다)이나 '마법에 걸린 그날'(의학은 마법적 세계관을 긍정하지 않는다)도 진료실의 언어로는 적당하지 않다고 생각한다. 병원은 기발한 비유로 시를 쓰기 위해 존재하는 곳이 아니고, 정확하게 문제를 파악하고 해결하는 곳이다.

앞서 옥시토신이라는 호르몬이 출산과 양육에 관여한다는 것을 알아보았는데, 사회적 반응과 공감에도 같은 맥락이 작용한다. 특히 부모와 아기의 눈맞춤은 옥시토신의 선순환을 일으킨다. 양쪽 모두 사랑받고 있다는 충만한 느낌을 갖게 만들어주는 것이다. 따라서 시선을 맞추는 것은 정말로 '화학적'인 반응이다. 시선에는 아무 물리적인 실체가 없는 것 같지만, 그렇지 않다. 탄생과 사랑의 호르몬인 옥시토신이 뇌의 신경전달물질로 작용하고 있다. 그래서 쳐다보면서 대화할 수 있는 상대방과는 신뢰의 선순환이 생긴다.

나는 이름을 제대로 부르는 것에도 눈을 맞추는 것과 비슷한 효과가 있다고 믿는다. 진료를 볼 때 '주된 증상'을 확인하는 과정에서 다시 한 번 문제를 정리해서 환자에게 들려주는 습관이 있다.

"아아…. 그러니까 환자분 말씀은, 매번 성관계할 때마다 질 입구의 통증이 심하시다는 거군요."

이 발언 자체가 남사스럽다고 해도 어쩔 수 없다. 이렇게 하는 이유는 환자와 내가 같은 문제에 대해서 같은 인식을 가지고 있는지 확인하기 위해서이다. 어떤 경우에는 말로 표현할 수 없는 문제는 인식조차 힘들 수 있다. 언어화를 거쳐야 비로소 명징해지고, 그래야 환자와 의사가 비로소 한 팀이 되어서 문제에 접근하고 해결할 수 있다.

소설 『홍길동전』의 주인공인 홍길동이 주인공인 이유는 아버지를 아버지라고, 형님을 형님이라고 부르겠다는 진보적 의식 덕분이다. 해리 포터가 『해리 포터』 시리즈의 주인공인 이유는 볼드모트를 볼드모트라고 부를 수 있는 용기 때문이다. 모두가 감히 이름을 부르기 두려워하는 악마적 존재에 대하여, 해리의 스승인 덤블도어가 말한다.

볼드모트라고 부르거라, 해리. 뭔가를 부를 때는 항상 알맞은 이름을 써야지. 이름을 두려워하면, 그것 자체에 대한 두려움도 커지기 마련이다.

○

산부인과 의사의 하루는 그리 우아하지 않다. 소매 어딘가에 피를 묻히거나 양수를 묻히거나 혹은 둘 다 묻힌 채로 땀 삐질삐질 흘리며 몸 쓰는 일을 한다. 어딘가에서 혹 덩어리를 끄집어내거나 아기를 받아내려고 용을 쓰지 않을 때조차 그렇게 우아한 이야기만 듣고 있는 것은 아니다. 나는 남들의 가장 비밀스러운 유산 경험이나 불만족스러운 성생활에 대한 감상을 듣는다. 남편이 단체로 동남아 골프 여행을 다녀온 뒤로 어딘가가 꺼림칙하단 이야기를 듣는다. 남자친구가 여럿인데 도대체 이 중 누구 때문에 성병에 걸린 거냐며 분노하는 환자의 열변을 듣는다. 성욕이 지나치게 왕성해서 고통스러우니 질을 꿰매 달라는 할머니도 있었고, 남편과 성관계를 안 할 핑계를 찾고 있으니 자궁을 떼어 달라는 주부도 있었다. (물론 모두 거절했다.) 질 안에 들어간 이물질을 꺼내 달라는 요청이야

흔한 편이니, '욕실에서 미끄러졌는데, 우연히 거기 있던 ○○이 하필이면 질 안으로 쏙 들어가 버렸어요' 따위의 깜찍한 거짓말은 하지 않아도 된다. 이곳에선 정말로 숨기지 말고 말해도 좋다. 산부인과 의사는 가장 내밀한 곳에 손을 집어넣고, 절대 봐선 안 될 곳마저 들여다보는 사람이다.

산부인과 의사는 성병 감염, 인공임신중절(낙태) 이력, 성경험의 유무, 자위행위, 성적 지향처럼 생각할 수 있는 가장 사적인 주제로 환자와 대화를 하게 된다. 꽤나 개방적인 사람이라고 해도 이런 이야기는 쉽게 꺼내기 어렵다. 하지만 의사가 종교 지도자나 도덕 선생은 아니기 때문에 환자의 됨됨이나 인성에 대해 이러쿵저러쿵 따지지 않는다. 사실 하루에 수십 명을 만나면서 일일이 평가질을 할 시간도, 정신적 여유도 없다. 의사는 옳고 그름을 따지는 것에 특화된 사람들이 아니다. 대신 온 신경을 곤두세우는 것은 건강한 것과 병적인 것, 안전한 것과 위험한 것이다.

예를 들면 '반복적인 인공임신중절 이력'은 다른 질환과의 연관 가능성이 높아서 산부인과적으로 아주 중요한 사항인데, 환자 입장에서 솔직히 인정하기엔 달갑지 않은 일이다 보니 '낙태한 적 없다'며 거짓 진술을 하는 경우가 흔하다. 그러면 하나도 중요하지 않은 체면치레 때문에 결정적인 정보를 놓치는 셈이 되어버린다. 사람이 사회생활을 하는 이상, 뭇사람에게 잘 보이려고 꾸며서 포장하는 것은 어느 정도 어쩔 수 없는 부분이다. 하지만 맞선이나 상견례 때문에 진료실에서 의사와 마주 앉은 것은 아니니 고매함은 잠시만 내려두도록 하자.

출산의 민낯

문명인은 서로에게 성기를 함부로 보이지 않는 것을 당연히 여긴다. 오히려 공공연하게 생식기를 노출하는 것은 범죄이다. 다만 산부인과는 재생산을 다루는 곳이다 보니 나를 만나는 거의 모든 환자는 속옷을 벗고 나에게 환부를 보여야 한다. 진료를 보조해주는 간호사는 언제나 똑같이 친절한 어투로 똑같은 내용의 안내를 한다.

"이쪽에 마련된 탈의실 안에서 하의와 팬티 모두 벗어주세요. 그리고 진찰용 치마로 갈아입고 나오시면 됩니다."

복잡하지 않은 설명이다. 하지만 막상 탈의실의 커튼이 걷힐 때면, 놀랄 만큼 다양한 차림새의 환자들을 만나곤 한다.

"에구구, 속옷을 벗어야 산부인과 진찰이 가능해요."(가장 흔한 경우. 바지는 벗었지만 팬티를 벗지 않은 환자가 제법 많다.)

"환자분! 그… 윗도리까지는… 안 벗으셔도 돼요."(상의와 하의 모두 홀딱 벗고 나오는 경우. 내심 당황스럽다.)

드물지만 이런 경우도 있다.

"환자분! 속옷과 바지를 모두 벗어주셔야 진찰이 가능해요."

"알아요. 팬티 벗었어요. 그런데… 바지까지 벗어야 한다고요?" (이 분은 '팬티 벗는다'에 너무 집중한 나머지, 바지 벗고 팬티 벗은 다음, 다시

바지만 입은 채로 내 앞에 나타났다.)

사실 처음에는 의료진의 안내를 잘 따라주지 않는다는 생각에 내심 불만이 있었다. 하지만 그렇게 단순히 치부할 것이 아니다. 일상의 규칙을 파괴하고, 새로운 국면을 받아들이는 것에는 용기가 필요하다.

우리는 문을 잠글 수 있는 화장실에서 혼자 대소변 보는 것을 당연하게 여긴다. 신체의 분비물은 변기 너머에만 존재하고, 우리의 시야 전면에 등장해서는 안 되는 것들이다. 출산에서는 그렇지 않다. 질식분만을 거치면서 산도를 비집고 나오는 아기의 부피로 장과 방광이 눌린다. 소변이 방광에 꽉 차 있다면 통로를 빠져나와야 하는 아기에겐 방해물이 된다. 스스로 소변을 보기도 힘드니, 의료진이 소변줄을 끼워 소변을 빼낸다. 제왕절개 수술 시에는 소변줄을 얼마간 몸 안에 거치해두니 더하다. 소변줄 때문에 요의를 참거나 사적으로 해결할 수 없다. 그냥 내 몸에 끼워진 관으로 오줌이 줄줄 나온다. 심란할 만하다.

출산의 힘주기는 변을 누는 것과 같은 방향의 밀어내는 힘이다. 아기가 산도를 누르면서 장이 압박되고, 이래저래 대변도 흔히 나온다. 변이 아기에게 묻거나 오염되는 것을 방지하기 위해 질식분만 전에 관장을 한다. 관장이 제대로 되지 않거나 미처 할 시간이 없을 만큼 급하게 나오면? 당연히 힘을 주면 항문에서 변도 함께 나온다. 코를 틀어쥐거나 눈살을 찌푸릴 필요는 없다. 의사로서는 똥을 봐도 별 생각이 들지는 않는다. 내가 출산 전에 관장을 경험해본 바는 이렇다.

"지금 관장약 들어갑니다. 10분 정도 참았다가 변 보세요."

관장이 깨끗이 되지 않으면 진통 중에 변이 줄줄 나온다는 것을 누구보다 잘 알고 있었다. 어떤 산모들은 관장이 수치스럽다고 하지만, 의지와 상관없이 변이 나오는 것도 그리 산뜻한 경험은 아니다. 위생 차원에서도 하는 것이 낫다. 그러니 나는 성실하게 10분을 다 채우기로 결심을…. 아니 그런데 이게 웬걸. 10분은커녕 3분도 참기 힘들었다. 나는 아주 꼴사납게 배를 움켜쥐고 화장실로 달려갔는데, 조금만 늦었더라면 대단한 낭패를 겪을 뻔했다. (관장약을 넣고 기다릴 때 화장실에서 너무 멀리 떨어지지 않는 것을 추천한다. 커다란 역경 끝에 얻은 교훈이다.)

문제는 아기가 태어나도 화장실 권리는 좀처럼 회복되기 힘들다는 점이다. 우리 아기도 내가 볼일 보는 틈을 못 참고 애처롭게 엄마를 찾으면서 화장실로 들어온다. 바지와 속옷을 어정쩡하게 내린 채로, 어쩔 수 없이 변기에 앉은 채 아기를 안아서 달랜다.

"아가야, 너 정말… 꼭 이래야만 해? 이젠 엄마까지 기저귀 차야 되겠니?"

재생산은 우리의 민낯을 아주 손쉽게 발가벗긴다. 그렇게 까발려진 민낯을 살펴보면 인간의 본질은 그리 고상하지 않다. 완전한 자립이 가능하고, 그 누구에게도 폐를 끼치지 않으며, 번듯하고 정돈된 모습만 보이는 것은 진정한 재생산의 얼굴이 아니다. 이 글을 읽고 있는 당신도 한 인간을 완전히 침범하는 큰 신세를 져가며 태어났을 터인데, 혹시 기억이 흐릿해졌을지도 모르니 이제는 그 이야기를 해보자.

나와 너의 연결고리

내 배꼽은 움푹 들어간 배꼽이었다. 임신 전에는 분명히 그랬다. 하지만 아기를 갖고 배가 커지면서 배꼽도 덩달아 점점 솟아오르더니, 어느샌가 아예 밖으로 볼록 튀어나왔다. 그래서 '배꼽의 바닥면'이라는 내 신체에서 상당히 낯선 부위를 만나게 되었다. 분명히 안으로 움푹하고 쪼글쪼글한 주름이 있던, 그래서 거의 보이지도 않던 부위가 반대로 점점 볼록해지며 주름이 팽팽히 펴진 모양이 되었다. 얇은 옷을 입은 날에는 봉긋하게 솟아오른 배꼽이 위풍당당하게 자기주장을 했다. 별로 섹시한 모양은 아니지만, 좋게 생각하기로 했다.

'뭐, 이 상태라면 적어도 배꼽에 때가 낄 일은 없겠어.'

생각해보니 이 배꼽은 태아 시절의 나와 나의 어머니가 물리적으로 이어져 있던 흔적이다. 사실 배꼽은 탯줄이 떨어진 흉터일 뿐인지라 탯줄과 이별한 이후로는 별다른 기능이 없이 조용히 움푹하게 파묻혀 있었다. 그런데 태어나고 정확히 한 세대가 흘러 내가 임신하게 되자 이 오래된 기원이 비로소 볼록하게 또렷한 존재감을 드러낸 것이다. 참 재미난 일이다.

탯줄은 태반과 태아를 연결하는 동아줄이다. 이 통로로 영양분과 산소를 원활하게 들여오고, 노폐물과 이산화탄소는 말끔히 치워내야 아기가 문제없이 성장할 수 있다. 밥도 안 먹고 공기 호흡도 하지 않는 태아가 쑥쑥 클 수 있는 것은 순전히 탯줄을 통해 전달되는 물질 덕택이다. 따라서 탯줄에 이상이 생긴다면 아기에게도 문제가 생긴다. 이를테면 탯줄이 꽉 묶여서 매듭이 생겨버린다면, 더는 양분과 산소를 공급받지 못한 태아가 잘못되는 불행한 경우도 생긴다. 그러니 탯줄은 우리가 세상과 맺은 가장 중요한 최초의 연결이다. 보통 적당히 꼬불꼬불하고, 표면은 제법 질긴 편이며 대략 곱창 정도로 탱글하다. 싹둑 자를 때에도 통증은 없다. 대개 산후조리원에서 나올 때쯤이면 저절로 아기의 탯줄이 말라붙으며 떨어져 나가는데, 나는 이것을 기념 삼아 보관하고 있다.

○

나의 배꼽, 배꼽에 붙은 탯줄, 그 탯줄의 반대편에는 태반이 있었을 것이다. 포유류에게만 있는 이 기관은 자궁벽에 단단히 고정되어 모체와 태아를 연결한다. 탯줄을 통해 노폐물을 내보내고 영양분과 산소를 공급하려면 태반의 똑똑한 물질 교환 역할이 필요하다. 유해한 물질은 걸러낼 뿐만 아니라, 면역 물질을 전달하고 호르몬을 분비한다. (물론 모든 유해 물질을 완벽히 차단하지 못한다! 임신 중 술, 담배, 마약이 별 문제 아니라고 생각하면 안 되는 이유다.)

태반은 둥글넓적한 원반이다. 통상 생각하는 외계인의 비행접시와 비슷한 모양이다. 형태뿐만이 아니다. 태반은 아기 쪽에서 유래하기 때문에 산모 입장에서 외부 물질이 맞다. 이 비행접시는 모체 쪽으로 집요하게 파고들어서 탑승객을 위한 단단한 기반을 형성한다. 엄마의 몸은 태아와 태반에 어떻게 반응할까? 본래 인체에는 방어를 위한 피아 식별의 기능이 있다. 수상쩍다면 불심검문도, 즉각 처분도 가능하다. 그래서 외계 물질은 원칙적으로라면 공격당하는 것이 맞다.

하지만 모체는 예외적으로 아기와 태반에게는 너그러움을 베푼다. 분명히 모체와 다른 이물질이지만, 면역체계는 이를 눈감아주고 공격하지 않는다. 이를 '면역 관용'이라고 부른다. 대신 산모 입장에서는 다소간 면역학적 손해를 본다. 임신 중 면역력이 떨어지게 되는 것이다. 그러나 태아 입장에서는 이 아슬아슬한 시한부 전세살이를 지속할 수 있는 것이 실로 천만다행이다. 알에서 태어났다는 박혁거세만 빼고, 우리는 모두 이 너그러움에 힘입어 세상에 나왔다.

태반, 탯줄, 배꼽은 엄마와 아기 사이의 강력한 연결의 증거이다. 오늘날 '연결'이라는 단어의 물리적 함의는 아주 희박해져서, '연결되어 있다'라는 말은 인터넷이 작동한다는 뜻으로 쓰일 때가 더 많다. 개인과 그 개인의 공간의 위상은 과거보다 높아졌고 사람끼리의 진짜 접촉은 특별한 관계에서만 발생한다. 내가 점유하는 영역이 어쩌나 중요한지, 우리는 엘리베이터가 너무 붐벼서 타인과 살이 닿을 때마저 불쾌함을 느낀다. 하물며 임신이란 것은 질긴 탯줄로 인간과 또 다른 인간 사이에 통로가 생기고, 한쪽에서 다른 쪽을 임의로 분리할 수 없으며, 공동의 시공간과 자원을 나눠 쓰는 등 고도의 합일 관계이다. 이 연결성이 얼마나 강력한지 간접적으로 보여주는 과학적 증거는 무수히 많다.

앞서 우리 인간은 태생동물이며, 그중에서도 포유류임을 확인한 바 있다. 그런데 포유류라고 다 같은 방식으로 번식하지는 않는다. 이를테면 오리너구리는 포유류지만 알을 낳는 난생동물이다. 캥거루는 잘 알려져 있다시피, 암컷 몸의 주머니에서 아기를 키우는 유대류 동물이다. 짧은 임신을 거쳐 아주 작고 미숙한 아기를 출산하면 주머니 속에서 젖을 빨며 성장한다. 그러다 보니 유대류에게 태반의 작용은 미미한 대신 수유의 역할이 보다 중요해진다. 캥거루의 주머니(육아낭)가 자궁의 연장인 셈이다.

인간 사회에서 부모에게 의존적인 자식을 '캥거루족'이라고 부르는데, 개인적으로 별로 공감이 가지 않는다. 아마 엄마의 주머니에 들어앉아 보호받는 캥거루 새끼가 자립심이 부족해 보이나 본데, 인간이 캥거루에게 그런 딱지를 붙이는 것은 몰염치한 짓이다. 미숙하게 태어나서 크기가 고작 손톱만 한 캥거루 새끼도 스스로 젖을 찾아갈 수 있으며, 6개월만 지나면 알아서 육아낭을 들락날락할 수 있다. 태반과 탯줄을 통해 생체 활동을 의탁하며 엄마 몸 속에서 성장하는 태반포유류야말로, 모체에 더 직접적으로 의존하는 동물이다. 오히려 캥거루 쪽에서 유난히 의존적인 캥거루 자녀를

'태반족'이라고 부르는 것이 더 합당할지도 모른다.

태반포유류 중에서도 인간의 태반은 더 특수하다. 엄마 쪽으로 아주 깊게 파고들기에 '침습성'을 지닌다고 말한다. 모체는 평상시의 경계 수준을 내려놓고 자기의 혈액, 영양분에 접근할 수 있는 열쇠를 태아 쪽으로 순순히 넘겨준다. 태아는 호르몬 농도를 조절해서 엄마 쪽으로 강력한 영향력을 발휘할 수 있다. 엄마의 피와 감정, 심지어 먹은 음식까지 실시간으로 태아에게 반영된다. 더 나아가 태아의 유전물질인 DNA 부스러기는 엄마의 피를 타고 흐른다. 태아와 모체의 세포는 서로의 몸속으로 흘러들어가 상당 기간 혼재된 채로 남아있다. 이쯤 되면 피아의 구별이 흐릿하게 느껴질 정도다.

한편, 아기를 낳는 것은 엄마와 아기 간의 물리적 결합이 종결되는 것이다. 그렇다면 아기가 산도를 통과해 세상으로 나와서 질긴 탯줄이 싹둑 가위로 잘리고, 태반이 엄마의 몸에서 떨어져 나간다면, 그것으로 엄마와 아기는 분리되는 것일까? 아기를 키워본 사람은 그렇지 않다는 것을 안다. 양육자는 아기 양육 과정에서 일종의 확장된 정체성을 획득한다. 이제 엄마 몸 외부에 존재하는 아기는 비록 자궁은 벗어났지만, 여전히 엄마의 품을 자기 것인 양 여긴다. 혼자서는 잠을 자지 않겠다고 떼쓰는 우리 아기를 보면, 내가 자신의 일부라고 여기는 것이 분명하다.

이 시기의 돌봄은 단순히 양육자가 선심 써서 아기를 위해준다는 것 이상이다. 아기의 울음은 실제로 엄마가 의식하기도 전에 뇌에서 아기를 돌보라는 경보를 만들어낸다. 물론 직장 상사도 명령을 통해 내 손발을 강제로 움직이게끔 할 수 있지만, 아기의 권력에는 한참 못 미친다. 아기의 울음에 대한 신경반응은 너무나 즉각적이라서 엄마가 인지조차 하기 전에 일어난다. 게다가 반응을 촉구하는 능력이 너무나 강력해서 제때 호응하지 못하면 엄마는 초조함을 느끼고 심지어 화가 날 수도 있다. 아기의 고통은 나의 고통이다. 재생산은 이렇게 강력한 연결이기에 우리가 통상적으로 생각하는 자아의 경계를 무디게 만들 수 있을 정도이다.

이런 신경생리적 회로는 인간 아기가 연약한 시기를 살아내는데 있어서 아주 필수적인 역량이며 실용적인 디자인이다. 하지만 현대인들이 중요하게 생각하는 개인성이나 주체성과 충돌하기도 한다. 과격하게 말하자면 아기는 내 뇌 속을 헤집고 내 신체에 대한 자율성을 일정 부분 점유한다. 침범할 수 없는 자신만의 정체성과 방해받아선 안 되는 개인의 시공간을 내어주고, 아기를 받아들이는 일, 어쩌면 그것은 기존의 자아를 해체하고 엄마로 재탄생하는 일일지도 모른다.

"저 이러다가 죽겠어요."

재생산으로 인해 모체에 가해지는 여러 가지 변화, 그중 가장 극단적인 것은 죽음이다. 아기를 낳다가 엄마가 사망하는 것은 너무나도 비극적이기 때문에 만약 이런 일이 일어난다면 뉴스에 등장하기 마련이다. 게다가 산통은 죽음에 상당히 가까운 곳까지 산모를 밀어붙인다. (적어도 기분상으로는 그렇다.) 진통의 막바지는 보통 이런 식이다.

'이러다가 정말 똑 죽겠구나! 싶었을 때 아기가 나왔다.'

이 느낌은 사실이다. 정말로 이러다가 죽겠구나 싶다. 나는 산모들 말이 거짓이 아니라는 것을 안다.

"너무 아파요…. 저 그냥 자연분만 안 할래요."

당신이 산부인과 의사라면, 포기한다는 산모에게 뭘 해줄 수 있을까? 물론 태아의 상태, 분만의 진행 정도, 산모의 컨디션을 종합적으로 고려한다. 산모 의견에 따라서 응급 제왕절개로 계획을 변경할 수도 있다. 하지만 의사가 곧이곧대로 너무 쉽게 포기한다면, 질식분만에 성공할 산모는 몇 없을 것이다. 때로는 한 번 더 격려해주고, 마음을 다잡아줘야 할 때도 있다. 분명히 횟수를 모두 채웠는데 한 번 아니 두 번 더 하라는 아주 고약한 헬스 트레이너가 된 것 같다. 특히 정말로 출산이 임박해서 아기 머리카락이 산도 밖으로 보인다면 말이다. 마지막 힘을 쥐어짜내야 하는 순간이지만, 보통 이맘때쯤 산모는 극도로 지친 데다 장시간 통증에 시달려서 악을 쓰고 있다.

"나 못 해요! 나 죽어요!"

"이제 낳아야 돼요! 힘 한 번 더 주세요. 우리 할 수 있어요!"

그 정신없는 와중에도 승강이가 이어진다.

"아니야, 못 한다구요! 나 죽어요!"

흠, 상황을 살피다가 비장의 무기를 꺼낸다.

"지금 너무 힘들죠? 그런데 진짜 거의 다 왔거든요. 지금 우리 아기도 고생하고 있어요. 이제 아기 나올 수 있게 엄마가 힘내서 아기 도와줘야 해요."

나는 '우리 아기'라는 말에 힘을 준다.

'윽, 아기 카드를 꺼내다니. 비겁하다….'

산모가 나에게 눈을 흘기면서도, 있는 대로 용을 써가며 마지막 힘을 준다. 그렇게 죽을 것만 같은 고비를 넘기다 보면, 비로소 태아가 세상 빛을 보는 것이다.

◯

아기가 더 힘들다는 것은 산모를 독려하기 위한 말이기도 하지만, 분명한 사실이다. 탄생이 임박한 순간에 정말로 죽을 확률이 훨씬 더 높은 쪽은 산모가 아니고 태아이다. 분만의 막판 힘주기가 때때로 가혹한 다그침으로 느껴지는 것은 산도에 너무 오래 끼어 있을 태아에 대한 염려 때문이다. 느긋하게 여유 부릴 타이밍이 아니다. 재생산의 분기점을 빠져나오는 과정에서 더 취약한 쪽은 아기이다. 출산과 관련한 신생아의 위험과 부담이 어른인 산모보다 압도적으로 높은 것이다.

현대의학이 없다고 가정해보자. 임신·출산과 관련하여 산모의 사망 확률은 어림잡아 1퍼센트 정도인 반면 생후 1년 이내에 사망하는 영아의 비율은 무려 25퍼센트에 이른다. 어느 쪽이 더 위험하겠는가. 특히 태어날 때와 그 직후가 더 불안정하기 때문에 영아 사망 중에서도 생후 한 달 이내에 사망하는 신생아 사망의 비중이 높다. 오늘날 한국을 기준으로 보더라도 모성 사망보다 신생아 사망이 훨씬 흔하다. 산통은 진심으로 죽을 것처럼 느껴지지만, 그것만 가지고 진짜 죽지는 않는다. 만약 정말로 산모 사망이 일어난다면, 원인은 출혈, 전자간증, 색전증, 감염 등이다.

임신·출산을 이유로 사망하는 여성은 100년 전과 비교해 100분의 1로 크게 줄어들었다. 이 이야기를 하는 내가 약간 신나 보인다면 그것은 여러분의 기분 탓이 아니다. 아기를 낳다가 사망하는 비극이 크게 줄어든 것은 산부인과뿐만 아니라 의학 전체의 역사에서 가장 눈부시며 가치 있는 성공담 중 하나이다. 그러니 그 일에 종사하는 사람으로서 약간 우쭐대더라도 양해해주길 바란다.

출산은 여전히 '죽을 수도 있는 일' 혹은 '죽을 것만 같은 일'이긴 하다. 하지만 현대 의료가 제대로 작동하는 곳에서 실제로 산모가 죽는 일은 드물다. 출산은 엄마와 아기 모두에게 얼마간 위험한 일이기는 하나 건강한 산모가 공포를 느낄 만한 정도는 아니다. 위험과 공포는 반드시 분별해야 한다. 첫 아기를 낳을 때는 출산의 모든 것이 낯설고, 미지의 대상은 흔히 공포를 불러일으키기 때문에 쉽지는 않지만 말이다.

한스 로슬링의 책 『팩트풀니스』에는 영아 사망에 대한 이야기가 나온다. 2016년의 영아 사망은 420만 명이었다. 420만 명의 죽음은 떠올리기만 해도 비극과 공포 그 자체이다. 하지만 숫자가 단 한 개만 존재할 때에는 우리에게 아무런 맥락을 들려주지 않는다. 시계를 더 뒤로 돌려보자. 1950년에는 영아 1440만 명이 사망했다. 과거보다 나은 위생, 보건, 영양, 교육이 단 두 세대 만에 이뤄낸 진보다. 이렇게 보면 큰 폭의 개선이 우리 시야에 들어오기 시작한다. 심지어 모성 사망은 그보다도 더 큰 폭으로 줄어들었다. 아직 완벽하지는 않지만 세계는 분명히 이전보다 나아졌고, 위험은 줄어들었다. 만약 우리가 더 노력하면 미래에는 지금보다 상황이 더 좋아질 것이다. 역사적 관점에서도, 개인적 관점에서도 개선에 대한 감각을 갖는 것은 중요하다. 이것은 우리가 재생산 모험을 성공적으로 극복하고, 심신을 회복하도록 도와주기 때문이다.

위험을 과대평가하는 이유

나는 출산 후 요실금, 치질, 관절통으로 고생했다. 골반 관절의 통증은 임신 초기부터 시작되었기 때문에, 결과적으로는 한 해 내내 꼬박 시달린 셈이다. 이렇게 임신 증상이 길어지다 보니, 신체 기능이 회복 가능할지 의심스러워서 몹시 우울했다. 내 증상을 다루는 산과학 교과서와 의학 논문을 읽고 또 읽어봤다. 결론은 같았다. 시간이 지나면 서서히 좋아질 것이라는 뻔한 내용이었다. 내가 다른 산모를 진료한 경험에 비추어 보아도 맞는 내용이었다. 당시는 아기를 낳은 지 얼마 되지 않은 시점이었기에 조급해하지 말고 차분히 기다려보는 것이 정답이었다. 그런데 의사로서 창피하게도 스스로의 지식과 경험마저 도저히 믿을 수가 없었다. 나는 조립을 하다 말고 대충 구석에 던져둔 관절 인형처럼 몸이 너덜거리고 있었다. 너무나도 고생스러웠기에 미래에 차츰 회복할 수 있다는 이야기는 죄다 거짓말 같았다. 나는 위험을 추산한 것이 아니고, 공포에 사로잡힌 것이다.

'이렇게 힘든데, 저절로 좋아질 리 없어. 평생 불편한 상태로 살아야 하면 어쩌지.'

갓 태어난 아기는 끝도 없이 촘촘한 노동을 요구하는데, 나는 허리가 아파서 눕지 못했고 치질 때문에 앉지를 못했으며, 젖몸살 때문에 엎드리지도 못했다. 시시포스의 형벌이 따로 없었다. 심신은 극도로 예민해져 있었다. 지친 몸에는 비관적인 전망이 깃들었다. 나는 앞으로도 지금처럼 불행하게 살 거라는 우울함에 시달렸고, 산후조리원에서 자주 울고 있는 산모였다.

하지만 1년이 지난 지금, 아직 모양은 볼품없어도 기능은 거의 다 회복되었다. 움직일 때 관절이 덜컹거리지 않고 통증이 없다는 것은 지금도 감사하고 신기하다. 무서울 정도로 우수수 빠져나갔던 머리카락이 새로 돋아났다. (덕분에 나는 짧은 잔머리가 정수리를 빼곡히 채운 잔디 인형이 되었다.) 물론 심신을 조금씩 회복할 수 있도록 주변에서 적지 않게 도와준 덕분이다. 지금 와서야 드는 생각이지만,

지나친 공포와 우울에 사로잡히지 않았더라면 아기의 신생아시기를 더 행복하고 여유롭게 보냈을 것 같다.

신년이 되면 내가 가장 좋아하는 뉴스가 있다. 매 신년을 기해 1월 1일에 태어나는 아기를 취재하는 '새해 첫둥이' 뉴스이다. 세간의 관심을 끌 만한 기삿거리는 아니기에 단편으로 짧게 다뤄진다. 첫둥이 아기들은 그저 달력을 넘기는 시점에 태어났다는 이유로 뉴스에 아주 잠시 등장한다. 산모의 안타까운 사망 사건, 태아와 관련된 의료 소송, 평생을 고생하는 끔찍한 출산 합병증은 이 기사의 소재가 아니다. 그냥 새해 첫날 태어난 귀여운 아기와 기뻐하는 부모, 그 아기를 받은 의료진의 소박한 소감이 등장한다. 눈길을 잡아끄는 비극이나 충격이 아닌 평범한 출산은 우리 눈에 잘 들어오지 않는다. 만약 출산이 지나치게 공포스럽게 느껴진다면, 1월 1일마다 반복되는 첫둥이 뉴스를 떠올려보자. 사실 대개의 출산이 그런 평범한 모습이다. 우리가 위험을 과대평가하는 이유 중 하나는 나쁜 소식일수록 더 크게 울려 퍼지기 때문이다.

아무리 긍정적인 쪽으로 이야기를 풀어봐도 출산을 앞둔 입장에서 아기 낳는 것은 긴장되고 걱정되는 일이다. 산모와 아기를 아무리 의학이 관리해준다고 해도 여전히 아기 낳는 것은 지독하게 아프기 때문이다. 무통주사가 좋아졌어도 출산이 감쪽같이 하나도 안 아플 수는 없다. (가랑이에 수박이 낀 것 같아요!) 통증의 시점은 다를지언정, 제왕절개 수술을 받는 것도 고통스럽기는 매한가지다.

흔히들 새로운 것을 탄생시키는 고뇌를 '산통'에 비유하는 것처럼, 아기 낳는 일의 통증은 고통의 대명사로 예로부터 악명이 높았다. 재생산에 대해서 이야기하면서 통증에 대해서 말하지 않는 것은 '눈 가리고 아옹'이나 마찬가지다. 도대체 출산은 왜 이렇게 아프고 고생스러울까? 이 물음에 대답하려면 몸의 역사, 진화를 알아야 한다.

600만 년의 변신

지금까지는 임신을 기점으로 여성의 몸에서 일어나는 변화에 대해서 주로 다루었다. 의사로서 알던 것 이외에도, 아기를 낳으면서 변화의 크기와 속도를 체감할 수 있었다. 그런데 이번에는 엄마만이 아니라 아기, 더 나아가 인류 전체에게 일어난 육체적 변화를 말해보려고 한다. 아홉 달의 임신과 변신도 물론 긴 여정이지만, 이번에는 시계를 조금 더 많이 뒤로 돌려야 한다. 그러니까, 대략 600만 년 정도?

출산과 관련한 특별한 변신은 수백만 년에 걸쳐서 아기와 엄마 모두, 인류 전체에게 일어났다. 점진적이지만 누적된 신체적 변화는 출산을 보다 어렵게 만들었고, 아기 양육을 보다 고생스럽게 만들었다. 이 장구한 변화를 따라가려면, 인류학적 시계열을 먼저 이해해보는 것이 도움이 된다.

오늘날의 인간은 침팬지, 보노보와 유전학적으로 가까운, 일종의 먼 사촌이다. 우리와 침팬지는 대략 600만 년 전에는 공통의 조상을 가지고 있다가(침팬지가 인간이 된 것이 아니다!) 서서히 분리된 것으로 추정된다. 조상 인류는 두 발로 걷기 시작했고, 두뇌가 커지면서 똑똑해졌다. 도구와 언어를 사용하는 인간은 결국 스스로를 만물의 영장, 호모 사피엔스라고 칭하는 우쭐한 경지에 이르렀다. 체격도, 근력도, 스피드도 대단할 것 없는 원시 인류가 차츰 두 손을 자유롭게 사용하고, 똑바로 걷기 시작하고, 비상한 머리로 도구를 만들어 사용하면서 결국 동물계의 정점에 이르게 된다는 장엄한 서사시! 여기까지는 우리가 익히 알고 있는 전형적인 인간 진화의 이야기이다.

그런데 이렇게 일어나는 점진적 변화에는 난점이 있다. 목적과 의도를 가지고 인체를 처음부터 재설계할 수는 없다는 것이다. 진화는 그때그때 유리한 조건이 취사선택된 것에 불과하기에, 안타깝게도 장기적 안목은 기대할 수가 없다.

'아, 우리의 후손 인류가 곧추서 걸으려면 아기 나오는 통로를 미리 이렇게 설계해야 하겠군.'

이런 식의 혜안을 발휘하지 못하는 것이다. 결국 이미 최적화되어 있는 신체 작동 방식을 처음부터 뜯어고칠 수가 없기에, 기존의 조건들과 새로운 조건(직립보행)들은 조금씩 타협을 해야만 한다. 직립보행과 대용량 두뇌는 결코 공짜가 아니었다. 아찔한 청구서가 날아왔다.

네 발에서 두 발로 걷게 된 변화는 산도를 변형시켰다. 보행 방식의 변화로 인해 척추와 골반의 각도가 변했기 때문에 산도는 곧게 뻗은 고속도로가 아닌 구불구불한 시골길처럼 복잡해졌다. 성체 인간이 두 발로 걸으면서 균형을 유지하려면 골반의 너비, 그러니까 통로의 크기는 상대적으로 고정적인데, 엎친 데 덮친 격으로 태아의 두뇌는 점점 더 커졌다. 걸을 것인가? 낳을 것인가? 이 모순적인 상황을 '산과적 딜레마' 가설이라고 부른다.

400~200만 년 전에 존재했던 우리의 선조 오스트랄로피테쿠스의 뇌는 450그램에 불과했지만, 현생인류인 호모 사피엔스의 뇌 용량은 1350그램으로 3배나 커졌다. 고육지책으로, 아기는 좁고 구불구불한 터널을 빠져나오기 위해 이리저리 비틀고 머리를 돌린다. 꽉 끼는 청바지를 억지로 입으려고 할 때 엉덩이를 여러 번 씰룩거려야 하는 상황과 비슷하다. 그것으로도 모자라서 산도를 무사히 빠져나오려면 여러 가지 전략을 총동원해야 한다. 일단 여성의 골반은 남성의 골반보다 널찍하다. 태아의 머리뼈는 완전히 붙어 있지 않아서 유연하고, 산모에게는 관절을 느슨하게 하는 호르몬이 분비되어서 약간의 여유를 제공한다.

이렇게 온갖 수를 동원해도, 사람의 분만은 아무래도 다른 유인원 친척들보다 길고 고통스럽다. 인간 산모는 첫 출산에 평균적으로 9시간, 두 번째 출산부터는 보통 6시간 정도의 진통을 겪는다. 반면 다른 영장류 친척들은 길어도 수 시간 안에 새끼를 낳는다. 골반 직경을 비교해보면 다른 유인원과 인간의 차이가 명확하다. 종합해보자면, 인류 역사 전체에 걸쳐서 출산은 점점 더 부담스러운 일이 되었을 가능성이 크다.

얄궂은 일

그렇다면 인간 신생아는 나올 때는 힘들어도, 일단 태어나면 다른 동물에 비해 경쟁력이 있지 않을까? 인류의 커다란 두뇌는 높은 지능을 상징하기도 하니 말이다. 안타깝게도 생후 초년기에 한해서는 정확히 그 반대이다. 자연계 전체를 훑어봐도 인간 아기만큼 의존적인 새끼는 드물다. 다른 동물과 사람의 신생아기를 비교해보자. 간혹 동물 다큐멘터리에서 갓 태어난 새끼 사슴이 비척대며 걷는 모습을 보았을 것이다. 영장류의 새끼들도 태어나자마자 어미 등에 붙어서 털을 쥐고 매달릴 정도의 생존 능력이 있다. 이렇듯 우리와 비슷한 포유류들은 긴 임신 기간을 거쳐 크고 무거운 뇌를 가지고 태어나므로 '조숙성 포유동물'이라고 부른다. 이미 제법 발달이 된 상태로 태어난다는 뜻이다.

반면 갓난아기는 9개월이라는 긴 임신 기간을 거쳤고 큰 뇌를 가졌음에도 불구하고, 다른 동물들과 비교해보면 애처로울 정도로 무기력하다. 고작해야 먹고 싸는 것밖에 하는 일이 없는데도 24시간 보호자의 손과 눈이 필요하다. 시력이 완성되는 데에도 시간이 한참 걸리고, 운동 능력은 거의 전무하다. 하다못해 체온도 혼자서 조절하지 못한다. 이런 면에서 인간은 상대적으로 늦게 성숙하는 포유동물이다. 갓난아기가 새끼 사슴처럼 혼자서 서고 걸을 수 있거나 새끼 원숭이처럼 엄마 등에 알아서 붙어 있을 수 있다면 육아가 얼마나 간편해질지 상상해보자. 아니, 그런 것은 바라지도 않는다. 애가 혼자서 잠이라도 들 수 있다면…. (우리 아기는 아직도 포대기에 업어줘야 잠이 든다. 이럴 땐 차라리 스스로 매달릴 수 있는 원숭이를 키우고 싶다!)

인간 아기는 원래 태어났어야 할 시점보다 훨씬 빨리 태어나버린 것처럼 보인다. 따지고 보면 일종의 조산이며, 모종의 이유로 인해 발달이 미처 덜된 채로 세상에 나와버린 것 같다. 이런 독특한 현상에 대한 설명은 크게 나누어 두 가지이다. 이에 대해 이야기하기 전에 잠시 양해를 구하겠다. 인간의 몸은 수백만 년 전부터 진화해왔으므로, 까마득한 시기의 정보는 빈약한 화석 증거만 남아 있다. 그 시절로 되돌아가서 인과관계를 규명하는 것이 불가능하므로 아주 엄밀한 의미에서 과학적인 증명이라고 할 수는 없다. 하지만 설명력이 높은 가설 두 가지는 한번쯤 들어볼 만하다.

하나는 머리 크기에 관한 것이다. 아기의 머리가 골반뼈 크기라는 물리적 제약을 간신히 통과할 수 있을 지점에서—그 태아의 미성숙함에도 불구하고—분만이 일어난다는 이론이다. 앞서 이야기한 '산과적 딜레마' 가설의 연장이다. 또 다른 하나는 영양 가설이다. 만삭에 가까워질수록 태아에게 영양소를 공급하기 위한 에너지 소모가 극심하기 때문에, 산모가 임신을 버틸 수 있는 한계시점에서 분만이 일어난다는 이론이다.

침팬지나 오랑우탄의 새끼는 1.8킬로그램이며 고릴라의 새끼는 2킬로그램이다. 반면 인간 여성은 고릴라보다 몸집이 작은데도 평균 3.4킬로그램의 신생아를 낳는다. 영장류들이 보통 어미 체중의 3퍼센트 질량의 아기를 낳는 반면, 인간 아기는 어미 체중의 6퍼센트나 차지한다. 인간이 유독 큼직하고 포동포동한 신생아를 낳는다는 사실이 이 가설을 지지한다고 볼 수 있다. 여러 이론을 찬찬히 살펴보면, 인간 신생아가 유달리 신체적으로 미숙한 것은 여러 가지 생물학적 조건들이 손해와 이익을 놓고 타협한 결과로 보인다.

이상은 인간의 출산이 고통스럽고, 인간의 아기가 키우기 어려운 연유에 대해 진화생물학, 고인류학 등을 동원한 과학의 해설이다. 이런 거창한 이야기를 안다고 해서 나의 산고(産苦)가 줄어들지는 않고, 육아가 편해지지도 않는다. 하지만 거시적인 시각의 장점도 있다. 나는 아기를 낳으면서 나에게 무슨 일이 일어나는지 이해해야만 했다. 재생산의 근원을 탐구하자 스스로 의미를 부여하고 그럭저럭 수용할 수 있었다. 단순히 인류의 높은 지능이 그 큰 머리의 아기를 낳는 산고를 감수한 조상 어미들 덕분이었다는 공치사 이상이다.

인간의 출산이 혼자서 해내기 어렵다는 것은 서로 돕는 사회적 관계망이 반드시 필요하다는 뜻이기도 하다. 아기가 천천히 자란다는 것은 인류에게 장기적인 관점과 협력 성향이 진화했다는 뜻이기도 하다. 취약한 아기는 이타심과 희생적 행동을 촉진한다. 태어난 후 다양한 관계 속에서 뇌 발달이 이루어지기에 인지 능력이 폭발했다는 의견도 있고, 아기를 어르고 가르치기 위해 최초의 언어가 발달했다는 의견도 있다. 한마디로 인간의 가장 인간다운 부분들이다.

점잖은 여성을 분만실에서 남편 머리채 잡고 울부짖는 한 마리 짐승으로 만드는 경험이, 한편으로는 인류 전체를 지금의 모습으로 빚어내는 것에 이바지했다는 것은 얄궂은 일이다. 두 발로 당당히 걷고, 거대한 사회를 구성하며, 미래를 예측하고, 언어를 자유롭게 구사하는 데다 때때로 자비심을 발휘하는 지나칠 정도로 똑똑한 인간들. 이제 우리는 너무 오만하고 잘났다고 생각하는 탓에 세상 모든 것을 뜻대로 할 수 있을 것만 같다. 하지만 정작 우리의 근원, 재생산은 이번에도 어김없이 손아귀를 빠져나간다.

예측 불가, 통제 불능

———

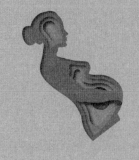

◎

애기 언제 나와요?

"병원에 출산 휴가를 내야 하는데, 언제로 하면 돼?"

남편은 예정일이 두세 달이나 남은 시점부터 집요하게 물어봤다. 이해가 안 가는 것도 아니다. 응급실에서 일하는 남편은 지금껏 인생에서 단 하루도 갑작스런 연차, 병가를 낸 적이 없다. 미리 짜인 스케줄에 절대적으로 의존하는 응급실은 애초에 그럴 수가 없는 환경이다. 한번 출근하면 밤샘 근무이기 때문에 유연하게 일정을 바꿀 수 없다. 빠듯한 근무 인원 탓에 다른 사람에게 대신 진료를 부탁하는 일도 상상하기 힘들다.

"분만 예정일이 있기는 하지만, 말 그대로 예정일일 뿐이야. 아기가 달력 봐가면서 약속 잡고 그 날짜에 태어나진 않을 텐데, 출산 휴가를 벌써 내려고?"

"내가 당직 근무를 못 하는 날은 미리 근무를 비워둬야 하잖아. 응급실 진료는 일 년 내내 돌아가야 하는데⋯."

"자기야. 이건 정말 어쩔 수가 없어. 지금 우리 상황에서는 그때 그때 상황 봐서 분만 시점을 정하는 거거든. 그러니까 결정되면 그때 직장에 양해 부탁하는 수밖에 없어⋯."

'아, 그렇구나.'

남편은 머리는 끄덕였지만 표정은 영 찜찜한 것이, 완전히 납득한 것 같지는 않아 보였다. 철저한 계획형 인간이니 출산처럼 중요한 일을 즉흥적으로 정할 수 있다는 것이 믿기지 않는 것만 같았다.

'아기가 태어날 때 갑자기 직장에서 자리를 비운다고? 근데 그게 언제일지 모른다고? 어떻게 그런 일이 있을 수 있지?'

속으로 이렇게 생각하는 것이 빤히 보였다.

"으이구, 당신 선배들도 다 그렇게 애 낳았어. 나도 응급실 사정 뻔한 건 알지! 그래도 애기를 어떻게 시간 맞춰서 나오라고 해? 그냥 나오는 대로 낳는 거야. 다른 분들도 이건 이해해주실 거야."

비로소 임신 막달이 되었던 참이다. 태아의 심장 문제와 양수 부족으로, 담당 교수님은 언제쯤 아기를 분만하는 것이 최적일지 주의 깊게 살펴보던 중이었다. 대략적 계획은 있어도, 그날그날의 상황이 가장 중요했다. 아니나 다를까, 당일 진료에서 그날로 입원, 분만할 것이 결정되었다. (산부인과에서는 이런 식으로 즉석에서 결정되는 일들이 많다.) 남편은 계획을 갖고 마음의 준비를 미리 하는 성향인지라 출산 특유의 즉흥성을 견디기 어려워했다. 매 진료마다 너무 긴장한 나머지 얼굴이 창백해져서 저러다가 쓰러지는 게 아닐까 걱정이 되었다.

만약 조산을 비롯한 의학적 문제가 생긴다면, 출산 시기가 크게 영향을 받는 것은 당연하다. 그런데 예상과 다른 시점에 아기가 태어나는 일은 아무런 문제없는 정상 임신이어도 비일비재하다. 선택적 제왕절개, 그러니까 미리 산모와 의사가 수술 날짜를 정해 두어도 분만 시기는 바뀔 수 있다. 양수가 터진다든지, 진통이 시작된다든지 하면 고심 끝에 정해둔 아기 생일과 사주팔자도 포기해야 한다. 웬만한 것들이 시간표대로 움직이는 현대인에게 출산이라는 일생일대의 경조사가 랜덤하게 일어난다는 것은 상당히 낯설다. 하다못해 미용실을 갈 때도 예약을 하고 가는데 말이다.

삼신할매만 아는 일

아기가 나오는 날만 모르는 것이 아니다. 질식분만의 경우, 진통부터 출산까지 얼마나 걸리는지는 산모와 가족들의 초미의 관심사가 된다. 하지만 아기가 나오는 데 얼마나 걸릴지도 해봐야 안다. 평균치가 있으니 대략 추정할 수 있지만, 사람마다 편차가 크기 때문이다. 분만실에서 기다림에 지친 남편이 밥 먹으러 자리를 비운 사이에 아기가 태어나버려서 크게 면박을 당하는 경우가 있는 이유다. (언제 나올지 미리 알았더라면 이런 선택을 하는 배우자는 없으리라고 믿는다.)

분만 방식도 바뀔 가능성이 있다. 약물로 자궁 수축을 유도하는 유도분만은 때때로 실패한다. 분명히 똑같은 약을 썼는데도 희한하게 열리지 않는 자궁이 있다. 비단 유도분만의 문제라고 할 수도 없다. 저절로 진통이 생겨서 시작된 분만도 중간에 경과가 원활하지 않거나 아기가 힘들어하면, 제왕절개 수술을 해야 한다는 점은 마찬가지다. 한참 동안 고생했는데 결국 제왕절개를 하게 된다면 산모는 억울할 수 있다. 진통의 고통과 수술의 고통을 모두 겪어내야 하기 때문이다.

'어휴, 이럴 줄 알았으면 그냥 처음부터 제왕절개 선택할걸!'

그런데 그럴 줄을 아무도 모른다는 것이 문제다. 의료진도, 산모들도 이런 점 때문에 적잖이 골머리를 썩는다. 시점도, 기간도, 성공도 하나같이 미리 점칠 수가 없다. 한마디로 출산은 랜덤박스 투성이다. 애초에 두 사람의 유전자를 섞어서 온전한 수정란 하나를 만드는 것부터가 유전자 랜덤박스인 것처럼.

과학기술은 예측의 확률을 높이고 거기서 얻은 정보를 통해 상황을 더 잘 통제하려는 방향으로 움직였다. 바로 그 지점에서 크게 성공했기에 근대 이후로 종교적 위상을 꿰찼다. 이 과학 승전보의 시발점은 당연히 뉴턴 역학이다. 정확하게 발사하기만 한다면 포탄은 의도한 위치에 떨어질 것이다. 우주에 존재하는 거시적 물체들은 뉴턴 역학이 계산한 대로 움직인다. 천문학자들은 다음 일식과 월식을 정확히 맞힐 수 있다.

여기까지는 아주 흡족하다. 하지만 변수가 많아질수록 정보가 너무 광범위하며, 따라서 예측력이 떨어진다. 날씨가 이런 경우에 해당한다. 일기예보는 맞을 때도 많지만 때로는 완전히 어긋나버린다. 이렇게 변수가 많고 복잡한 시스템은 확률적으로만 계산이 가능한데, 만약 군중의 기대와 광기까지 섞여버리면? 이제 예측은 더욱 희박해지고, 미래는 카오스에 가까워진다. 아까 그 뉴턴 역학을 창시한 천재 중의 천재, 아이작 뉴턴도 주식시장에선 쫄딱 망했다. 심리는 예측이 불가능하기 때문이다.

포탄의 궤도와 주식시장을 비교해보면, 우리는 변수의 개수와 그 변수들 간의 상호작용이 많을수록 제 아무리 최선의 방법론을 동원해도 미래를 맞히기 어렵다는 것을 쉽게 알 수 있다. 그리고 생물체는 수많은 세포와 물질이 신호를 주고받는 복잡한 시스템이기 때문에 더욱 예측이 어렵다.

한편 각각의 인체의 반응을 포탄의 궤도만큼 정밀하게 예상할 수 없는데도 의학에 권위가 부여된 것은 인간에게 존재하는 보편적 특징에 기대어 병의 일반적 추세를 상당히 잘 추적해내고, 이에 대응할 방법을 과학적으로 제시할 수 있기 때문일 것이다.

산부인과학도 동일한 논리로 분만에 대하여 최선의 추론을 펼치고자 한다. 그런데 재생산 과정은 최소 2개의 생체(모체·태아)가 각각의 복잡성을 지니면서 동시에 서로 영향을 주고받는다. 그뿐만 아니라 최초의 주어진 조건도 분만이라는 강력한 영향력 아래에서 실시간으로 변화한다. 결국 내부적으로 상호작용하는 생체와 또 다른 생체가 서로 복잡하게 상호작용한다! 미지수가 1개인 방정식과 2개 이상인 방정식은 난이도가 다름을 쉽게 상상할 수 있을 것이다. 상호작용의 복잡성은 사실 방정식 운운하지 않아도 애 엄마들이 가장 잘 안다. 아기를 둘 키우면 하나를 키울 때보다 육아에 다섯 배는 품을 더 들여야 한다. 아기 둘이서 치고받기 때문이다.

의학은 더 나은 예측 모델을 만들기 위한 노력을 결코 게을리하지 않으나 분만과 관련한 것은 애초에 답하기 극도로 까다로운 문제이다. 오죽하면 산부인과 의사들도 반 농담 삼아 "애가 언제 나오느냐고요? 삼신할매만이 아는 일입니다"라고 말할 정도일까!

이러한 무작위성, 예측 불가능성은 현대인의 취향에 그리 잘 부합하지 않는다. 심지어 불확실성 해소를 위해서 선택적 제왕절개를 선택하기도 할 정도이다. 선택적 제왕절개술로 분만한다면, 수술 예약을 잡으면서 아기가 언제 태어날지 정도는 예상할 수 있다. 어쨌든 출산은 결국은 끝이 난다. 세세한 면을 예측할 수 없다는 것이지, 결국은 아기가 나오면서 해소된다. 하지만 예측이 어렵다 못해서 불공정하게 느껴지기까지 하는 것이 따로 있다. 임신이다.

임신 참 뜻대로 안 되네

출산이 어떤 형식으로든 결국 끝장을 보는 반면, 임신의 경우는 간절히 원해도 연거푸 실패하기도 한다. 혹은 전혀 예상치 못하게 임신이 되기도 한다. 임신이 우리의 통제를 벗어나는 것은 너무나도 간단해 보여서 기운이 빠진다. 정자와 난자가 만나면 틀림없이 임신이 되어야 할 것만 같은데, 아닌 경우도 너무 많다. 어떤 상황에서는 정말 딱 한 번의 관계만으로도 임신이 되기도 한다. 정말이지 희한하고 이해하기 어려운 일이다. 산부인과 진료를 하다 보면 임신을 하려고 기를 쓰고 노력해도 번번이 허탕을 치는 사람들과 임신만큼은 죽어도 원하지 않는데 임신을 해버렸다며 호소하는 사람들을 번갈아 가면서 만난다. 세상에 이렇게 아이러니한 장면이 또 있을까. 내가 할 수만 있다면 이들의 처지를 맞바꿔주고 싶다. 재생산은 출발조차 썩 마음대로 되지 않는다.

그나마 좋은 소식이 있다. 임신을 하지 않으려는 노력은 그래도 예측과 통제가 잘 통한다. 피임은 올바른 방법의 사용으로 99퍼센트 이상 성공할 수 있다. 그러니 피임이란 발명품은 혼돈 속에서 우리의 의지에 따라 통제력을 부여해주는 등대이다. 반면 재생산의 다른 부분은 보통 이만큼 잘 제어되지 않는다. 임신을 하면서부터 몸과 마음이, 아기가 태어난다면 자녀라는 또 다른 생명체까지 내 뜻대로 좀처럼 안 되기 마련이다.

○

임신을 테이크아웃 커피라고 생각해보자. 진짜 커피를 사오는 것이라면 정해진 시간에 영업하는 카페에 가서, 일정한 금액을 내고, 예상 가능한 맛의 커피 한 잔을, 먼저 온 순서대로 받아온다. 그것이 우리에게 익숙한 문명사회의 규칙이다. 하지만 삼신할매의 카페는 영업시간도 정해져 있지 않고, 언제 열고 닫는지 알 수가 없어 방문할 때마다 허탕 치기 일쑤다. 어떤 사람한테는 기꺼이 공짜로 커피를 내어주지만 어떤 사람은 억울하게도 수천만 원이나 내야 하고, 심지어 몇몇은 제아무리 노력해도 커피를 못 가져간다. 주문을 하려고 도착한 순서대로 줄 서는 것은 소용도 없다. 때로는 나보다 한참 늦게 온 사람이 먼저 커피를 받아간다. 아이스 아메리카노를 달라고 아무리 목 놓아 외쳐 봐도 주인장이 콧방귀도 안 뀐다. 그냥 아무거나 주는 대로 먹으란다. 스타벅스 커스텀 오더에 익숙한 젊은 층에겐 도저히 납득 불가능한 영업 방침이다. 이 정도면 억울함을 넘어서, 공정성의 문제다. 할 수만 있다면, 공정거래위원회에 삼신할매를 신고할 것이다.

현대의학 덕분에 피임의 성능은 엄청나게 좋아졌다. 나는 절대로 임신을 원하지 않는 환자에게 다양한 피임법을 권유하면서 99퍼센트 이상의 성공을 호언장담할 수 있다. 하지만 제 아무리 최신 기법을 총동원해도 99퍼센트의 확률로 임신이 되게끔 해주는 방법은 없다. 한 마디로 피임은 쉬워도 임신은 어렵다.

학창 시절 배란과 수정, 착상 같은 이야기를 들어본 기억이 있을 것이다. 건강한 난자가 배란이 원활히 되고, 튼튼한 정자와 알맞은 타이밍에 만나고, 문제없이 수정이 되고, 여러 단계의 세포분열을 거쳐, 안정적으로 착상하는 것은 실로 복잡한 과정이다. 이 과정을 모두 오류 없이 해내야 임신이 된다. 피임법이 개입해서 하나라도 못 하게끔 방해하는 것은 상대적으로 쉽다.

피임의 절차는 상대적으로 훨씬 간편하고, 저비용에다가 상당히 확실하다. 약국에 가서 피임약을 사거나 콘돔을 쓰면 그만이다. 하지만 만약 난임에 해당한다면, 일은 복잡해진다. 여러 가지 까다로운 검사를 거쳐야 하고, 보조생식술이 필요하다면 병원도 자주 방문해야 하며, 때때로 자기 몸에 주사를 놓아야 하고, 비용이 많이 드는 것은 말할 것도 없다.

이렇게 다방면으로 현대의학의 도움을 받아도 모두 성공하는 것은 아니다. 흔히 시험관 시술이라고 불리는 체외수정은 정자와 난자를 외부에서 수정시켜 여성 자궁에 넣어주는 방식이다. 수정란을 만들어서 자궁 안으로 옮겨주어도 다 임신으로 이어지는 것은 아니고, 임신을 하더라도 다 출산으로 이어지지도 않는다. 체외수정의 성공률이 비약적으로 높아지기는 했어도, 통제된 환경에서 수정까지 대리하는 것을 감안하면 썩 만족스럽게 느껴지지 않는다.

미묘함의 또 다른 원인은 착상이다. 수정은 인간의 일이지만, 착상은 하늘의 일이라는 난임 세계의 격언이 있다. 난임 시술 기법을 동원하면, 수정까지는 사람이 인위적으로 시킬 수 있다. 하지만 착상은 결국 수정란이 모체에 자리잡아야 하는 문제이며, 사람이 강제로 붙여줄 수가 없다. 그렇기 때문에 착상은 수정보다 섬세하고 미묘하다. 자궁 내막의 수용성과 배아의 타이밍이 기가 막히게 맞아떨어져야 한다.

또한 초기에 유산이 되지 않고 건강하게 발생하려면 배아에 결함이 없어야 한다. 임신 초기에는 염색체 이상으로 인한 세포 분열 실패로 유산이 되는 경우도 흔하다. 건강한 배아, 건강한 자궁 내막, 거기에 그들 사이의 올바른 상호작용이 필요하다. 이렇게 여러 개의 허들을 모두 뛰어넘어야 비로소 제대로 태아가 자리잡는다.

이처럼 많은 요소가 잘 맞아떨어져야 임신이 되는 만큼 난임의 원인은 실로 다양하다. 남성 원인에는 정자, 고환, 사정 문제가 대표적이고, 여성 원인에는 배란 장애, 난소 기능 저하, 난관과 자궁의 문제 등이 있다. 물론 복합적인 원인이 있을 수도 있고, 남녀 양쪽 다 문제가 있을 수도 있다. 그런데 난임 관련 검사에서 아무런 이상이 나오지 않아도 임신이 되지 않는 원인 불명의 난임도 많게는 30퍼센트까지 추정된다. 모든 난임이 고통스럽지만 개인적으로 이 경우가 특히 안타까운데, 속 시원한 원인을 듣지 못한다는 것이 큰 스트레스로 작용하기 때문이다.

의학에서 정확한 원인을 알아낸다는 것은 치료법 탐색 이상의 의미를 지닌다. 일단 원인이 분명하면, 그 원인에 근거한 치료를 시도할 수 있다. 또 다른 효과는 심리적인 것이다. 많은 경우, 설령 뾰족한 치료가 없을지라도 뾰족한 원인을 알아낸다면 환자는 상황을 잘 납득한다.

'맞아, 내가 그래서 그런 거였구나.'

진단이라는 인과가 성립되는 것만으로도 심리적 긴장이 해소되는 느낌을 받는 것이다. 그런데 난임은 인과의 해소가 좀처럼 이루어지지 않기 때문에 답답함이 가중된다. 결국 끝없이 자책하며 스스로의 내적 결함이나 행실의 문제를 찾아내려고 애쓰게 된다. 얼마나 괴롭겠는가. 작정하고 여러 번 난임 시술을 반복하다 보면 언젠가는 임신에 성공하는 경우도 많지만, 그게 언제일지는 기약이 없다.

사람들이 고난을 견뎌내는 중요한 동력은 언젠가 역경이 끝난다는 확신이라는 것을 떠올려보자. 난임 시술의 비용과 신체적 부담이 크다는 것도 물론 문제이지만, 그 시작과 끝의 불확실성 때문에 더 큰 고통이 된다.

난임만 그런 것이 아니다. 재생산 여정에는 이유가 무엇인지 알 수 없는 무수한 질문들이 꼬리에 꼬리를 무는 경우가 흔하다. 태아에게 왜 이상이 생긴 것일까? 갑작스런 유산은 왜 일어난 것일까? 왜 하필 내가 조산을 하게 되었을까?

의사로서 환자나 산모에게 '모른다'는 말은 되도록 하지 않으려고 한다. 이미 좋지 못한 일을 겪고 있는 사람들에게 막연하게 '왜 이런지 모른다'는 말은 너무 막막하고 속상하게 들리기 때문이다. 의학적 원인·결과라고 부르기엔 부족해도, 적어도 연관성이 있을 법한 인자들을 최대한 찾아내고 설명해주려고 노력한다. 그래야 듣는 입장에서 수긍할 수 있다. 물론 이유를 알 수 있는 경우도 있다. 유전 질환 같은 것은 원인과 결과가 딱 맞아떨어지기도 한다.

재생산은 워낙 원초적이라 인간의 근원적인 심리를 건드리는 경향이 있다. 나의 생식 능력, 나의 신체 변화, 나의 소중한 아기. 모두 지극히 예민한 문제들이다. 그러니 문제가 생긴다면 적어도 이유라도 알자는 절박함으로 치환되기 쉽다. 하지만 임신과 출산은 변수가 많고 복잡한 데다 실시간으로 조건이 변하는 까다로운 실타래이다. 미래에는 우리가 일일이 인과를 따져 밝힐 수도 있겠지만, 아쉽게도 아직은 그렇지 않다. 여기서 예측하기 어렵고 통제가 안 되는 재생산의 특징을 강조한 것은 밝혀낼 수도 없는 원인에 대한 집착이 유발하는 고통이 너무 크기 때문이다. 원인이 불분명한 불운을 마주쳤다면 꼭 해내야만 하는 두 가지 일이 있다. 불확실성을 견뎌야 하고, 스스로를 탓하지 않아야 한다. 물론 아주 어려운 일이다. 나에게도 그랬다.

당신 탓이 아니야

임신 20주를 맞아 정밀 초음파를 보는 날 나는 약간 신이 나서 들떠 있었다. 전공의 과정을 수련한 병원으로 아기를 낳으러 돌아왔기 때문이다. 오래간만에 예전 동료들을 만날 생각에 친정으로 아기 낳으러 온 아낙네 같은 여유가 생겼다. 다들 고생이 많다며 도넛 한 박스를 건네자 반가운 얼굴들이 환하게 웃으며 임신을 축하해왔다. 하루 종일 눈이 빠져라 초음파를 들여다보던 어두컴컴한 검사실도 하나도 변한 것이 없었다. 살가운 안부 인사를 나누며 기계 앞에 자리 잡은 후배 의사가 분주히 내 배 위에서 초음파 탐지자를 놀리다가, 어느 한 지점에 손을 멈추며 내 눈치를 살폈다.

"선생님 보시다시피 여기… 애기가 일단 심실중격결손처럼 보이기는 하거든요."

발름발름 뛰어대는 작은 태아의 심장. 그 심장을 이루는 구조물인 심실 벽에 작지만 휑한 구멍이 보였다.

"네? 그게 무슨….""

'무슨 소리지요?'까지 말할 뻔했지만, 스스로의 입에서 나오는 말이 너무나 한심하게 들려서 가까스로 말을 다시 삼켰다.

심장은 좌심실, 우심실, 좌심방, 우심방 네 개의 공간으로 나누어져 있는데, 우심실과 좌심실을 나누는 판막 사이에 결함이 있는 상태를 심실중격결손이라고 한다. 태아에서 발견되는 가장 흔한 선천성 심장기형 중 하나이다. 누워있는 내가 모니터로 보기에도 심실판막 사이에 뚫린 공간이 보였다. 심장을 둘러싼 막 주변으로 물도 차 있었다. 심낭막 삼출액이었다. 기형의 중등도를 따져보자면 위중하진 않았지만, 하여튼 여느 산모들처럼 '정밀초음파 정상 땅땅' 판정을 받을 수 없는 상황이었다. 타닥타닥. 키보드 소리와 함께 우리 아기 검사 결과지에 여러 가지 진단명들이 주르르 나열되기 시작했다.

나는 어버버하며 방금 들은 말을 앵무새처럼, 또다시 물어봤다.

"아니, 선생님, 그러면, 이게… 어쩌지요?"

그런 병은 태어나서 처음 들어보는 사람처럼 얼이 빠졌다. 말하는 와중에도 스스로가 모자라 보였다.

'어떡하느냐니 뭘 어떡해. 나도 전문의인데, 세상에 이렇게 무식한 소리가 있나.'

하지만 내 아기가 아프다는 것 이외에, 다른 지식과 경험은 머릿속에서 모두 휘발되어버렸다. 후배 의사는 내가 받은 충격을 염려하면서도, 굳이 너무 자세히 설명하자니 나를 무시하는 것처럼 들릴까 봐 조심히 단어를 고르는 듯이 보였다.

"결손이 임신 중에 저절로 막히는 경우도 많고, 시간 간격을 두고 지켜보면 또 정상으로 보이기도 해요. 그… 아시겠지만 초음파 검사가 한계가 있어서요. 나중에 다시 봐야 할 것 같아요."

"아 네…. 그래요, 그렇지요."

여전히 얼떨떨한 채로 남편과 초음파 검사실을 나왔다. 손바닥처럼 훤히 아는 병원이, 속속들이 익숙한 이 공간이 순식간에 무시무시할 정도로 낯설어졌다. 외래 환자를 호출하는 기계음과 적당히 바쁜 듯한 의료진의 발소리는 여전한데, 나 혼자 그 공간에서 튕겨져 나갔다.

다만 감상에 빠져 있을 시간이 없었다. 남편이 나보다 더 크게 동요하는 것 같아 보였기 때문이다.

"우리 아기가 심장 기형…. 왜 이렇게 된 거지?"

넋을 잃고 혼자 중얼거리다가 갑자기 핸드폰으로 '태아 심장에 좋은 음식'을 검색하기 시작했다. 내가 손사래를 치며 말렸다.

"어휴, 그만둬. 그런 게 있을 리가 없잖아."

틀렸다! 놀랍게도 그런 주장을 하는 블로그 글이 있었다. 돼지 염통을 먹으면 아기 심장에도 좋다나 뭐라나. 나에게 당장 이것부터 먹어야 된다고 하는 남편을 진정시키느라 집으로 가는 길이 지체되었다.

"초음파 봐준 선생님이 잘못 본 거일 수도 있잖아. 그치?"

남편은 한 명씩 돌아가면서 원망할 대상을 찾았다.

지난번에 교수님이 봐줬으면 미리 알 수도 있었을 텐데. 아니지, 그 선생님은 왜 우리 아기를 아픈 아기라고 하는 거야? 괜히 그런 얘기를 해가지고 걱정하게 만들고. 휴…. 내가 아기 갖기 전에 과음을 한 게 문제가 된 거야.

차마 입 밖으로 꺼내지는 못했지만 아마 나도 원망했을 것이다. 급기야 남편은 우리에게 왜 이런 불운이 생긴 것인지 대략 스무 가지의 가설을 세웠다. 만약 검증만 가능했다면 시도도 했을 것이다.

임신 중에 콜라를 많이 마셔서일까? 그러고 보니 태교를 열심히 안 했어. 혹시, 교회를 안 다녀서일지도 몰라. 자기 임신 중에 병원 근무가 너무 힘들어서 스트레스가 많았잖아. 그래서 이렇게 된 거야. 우리가 아가 태명을 튼튼이로 지을걸 그랬나 봐. 지금이라도 튼튼이라고 부르자.

이쯤 되면 남편을 위해 변명을 좀 해야 할 것 같다. 그는 나보다 환자를 더 많이 보는 의사이고, 공부도 더 많이 한 사람이다. 사실은 우리도 너무나 잘 안다. 선천성 기형은 조금 더 일찍 안다고 바꿀 수 있는 방법이 없다. 콜라나 태명은 아기의 구조적 이상에 영향을 미칠 수 없다. 모를 리가 없지만, 우리 부부도 힘들었다. 속상한 마음을 투사할 대상을 찾고 싶을 정도로. 다른 이의 아기가 아니고, 우리의 소중한 아기였기 때문이다. 나는 아기 심장에 문제가 보이기는 하지만, 이런 경우도 종종 있는 데다 심각한 정도는 아니라는 사실로 그를 달래야만 했다.

'아니 그런데, 나는 누가 위로해주지? 나도 당사자라고!'

혼란 속에서 가라앉으려는 자아를 둘로 쪼갰다. 걱정이 많은 초보 예비맘에게서 짧은 경력이나마 약간의 지식을 갖춘 산부인과 전문의를 조심스럽게 건져냈다. 누구의 잘못도 아니다. 진료실에서 가장 많이 했던 말을, 나 자신에게 들려줄 때가 되었다.

'우리의 잘못이 아니야.'

밤잠을 다소 설치긴 했지만 시간이 조금 지나자, 우리 아기에게 이상이 있다는 것을 스스로 납득할 수 있게 되었다. 남편도 수긍하고 안정을 되찾았다. 처음에는 하필이면 내가 산부인과 의사라서 남편에게 이 상황을 설명해야 하는 것이 부담스러웠다. 마치 스스로를 변호해야 하는 느낌이었다고나 할까. (특히 콜라 사랑에 대해서!) 하지만 분명한 것은 누구의 잘못도 아니라는 것이었다. 이 확신이 조금만 약했더라면 나는 괜한 자책감에 오랫동안 괴로워했을 것이다. 잘 생각해보면, 나는 이미 진료실에서 수많은 기형아 임산부를 만나지 않았던가. 그런데 아기가 아픈 것이 부모들의 과실이라고 생각했던 적이 한 번이라도 있던가? 결코 그렇지 않다. (만약, 과음 등은 예외겠지만…) 그러니 당연하게도 나의 아기가 기형일지언정, 나의 잘못이 아니다.

많은 병들은 꼬집어서 원인을 찾기 힘들다. 질병의 법정에 피고인을 세워두고 엄중히 꾸짖는 일은 카타르시스는 있을 수 있겠지만 생각보다 드문 일이다. 흔히 기형이라고 부르는 선천성 이상이 모든 태아의 2~3퍼센트에서 발병한다. 작은 이상까지 합치면 더 많아진다. 이 정도면 통상 생각하는 수치보다 상당히 높은 비율이다. 그런데 상당수에서 문제의 원인을 알 수 없다. 물론 명백한 유전적 소인이나 일부 전염성 질환, 또는 환경 물질의 영향을 무시할 수 없다. 하지만 하필이면 다른 아기가 아닌 내 아기가 왜 이런 일을 겪는 것인지 속이 시원한 대답이 나오는 경우는 생각보다 적다. 세포 하나에서 사람 하나를 만드는 것은 너무나 복잡하고 섬세한 일이고, 셀 수 없이 다양한 인자들이 우리가 알아낼 수도 없는 수준에서 영향을 끼친다. 그러다 보니 병의 원인을 불운으로밖에 설명하지 못하는 경우가 흔하다.

우리의 일상적인 생활에서는 잘못한 사람이 있어서 잘못된 일이 일어나는 경우가 많다. 교통사고라면? 가해자와 가해 비율이 있을 것이다. 회사 업무에서의 실수라면? 잘못한 직원이 있을 것이다. 대단히 명쾌하고, 현대인이 좋아하는 공정의 감각에도 호응한다. 하지만 이 논리는 사람 몸에 적용할 수 없다. 내 아기의 심장에 몰래 구멍을 뚫어놓고 간 '가해자'가 있을까? 설령 있다고 한들, 찾을 수 있을까? 나의 행동거지나 처신의 잘못 탓일까? 우리 부부의 유전자 탓일까?

최근에는 질병의 원인을 순전히 개인 탓으로 돌리는 것에도 한계가 있다는 시각이 설득력을 얻고 있다. 술을 마실 수밖에 없게끔 스트레스를 주거나, 병원을 자주 방문할 수 없게끔 강제한 사회적 원인을 무시할 수 없는 것이다. 이렇게 보다 넓은 시각으로 인체와 질환을 바라보면, 우리가 그토록 간절하게 매달리는 '원인'이란 것이 기대만큼 분명하지 않다는 것을 알 수 있다.

사람이 인과에 집착하는 것은 본능에 가깝다. 그것이 얼마나 강력한 본능인가 하면, 결국 큰 문제없이 태어난 우리 아기가 쥐고 열심히 흔들던 딸랑이가 바로 인과관계를 모델링하는 초기 뇌 발달 프로그래밍이다. 딸랑이를 흔들면, 언제나 방울 소리가 난다. 방울 소리를 들으려면, 딸랑이를 흔들어야 한다. 딸랑이는 별거 아닌 것 같지만, 차후 무의식적으로 발동할 인과적 사고방식의 원형이다. 이런 생애 초기 습득 과정이 없다면 우리는 도구나 언어 같은 것을 제대로 쓸 수 없을 것이다. 인과적 사고가 머릿속 깊숙이 직관의 형태로 자리 잡은 것은 이상한 일이 아니다.

하지만 우리의 직관과는 반대로, 어떤 일들은 그냥 일어난다. 누구의 잘못도 아니다. 그리고 그런 상황에서 우리가 누군가를 탓하고 싶어지는 것도 잘못은 아니다. 우주의 무심한 무작위성을 받아들이는 것은 여간해서 쉽지 않다. 호모 사피엔스의 뇌는 서사에 익숙해서 일이 잘못되면 누군가의 과실을 따져야 속이 개운하다. 나쁜 일이 하필이면 나에게, 그것도 이유 없이 일어났다는 것을 진심으로 인정하는 것은 그런 본능을 정면으로 거스르는 일이다. 날아오는 공을 반사적으로 피하지 않고, 오히려 막아내기 위해 공 쪽으로 몸을 던지는 골키퍼처럼 훈련이 필요하다. 게다가 만약, 나쁜 상황에서 할 수 있는 것이 없다면? 막막함은 배가 될 것이다.

산전 검사 결과는 어떻게 해석해야 할까

아기에 대한 검사도 과거와 비교하면 엄청나게 발전했지만, 검사 대상에게 직접 접근할 수가 없다는 점에서 다른 의학 검사와 출발선이 한참 다르다. 초음파 기술이 놀랄 만큼 진보했어도, 초음파는 삼차원 물체의 투영된 그림자를 보는 방법이다. 실제와는 차이가 있을 수밖에 없다. 의사는 태아를 직접 관찰할 수도, 만져볼 수도 없다. 혈액검사와 엑스레이, CT 촬영은 성인에게는 아주 보편적인 의학적 검사 방법이지만, 태아에게는 사실상 써먹을 수 없다. 게다가 태아는 오늘이 다르고, 내일이 다르다. 딱 한 번의 검사로 모든 정보를 얻어내는 것이 아니라 지속적으로 추이를 지켜봐야만 하는 경우가 많다.

태아를 의학적으로 검사하는 것은 성인의 검사와는 다르다. 따라서 성인을 대상으로 하는 검사에서 기대하는 높은 정확도와 직접적 해석이 어렵다. 결과의 해석도 명쾌한 결론이기보다는 확률적인 어림짐작이다.

'1차 정밀 초음파에서 눈에 보이는 문제는 없지만, 정밀 초음파로도 보이지 않는 이상이 있을 수 있습니다.'

'태아의 산전 기형아 검사 결과, 저위험군입니다. 염색체 이상의 확률이 매우 낮다는 뜻입니다.'

없으면 없는 거고, 있으면 있는 거지, 영 답답하다. 내 소중한 아기의 건강에 대한 이야기인데, 이왕이면 확실히 해두고 싶은 것이 사람 마음이다. 저렇게 유보적인 결괏값은 백반을 주문했는데 공깃밥만 나온 것처럼 못내 찜찜하다. 아기의 부모라면 '전부 다 확실히 괜찮은 거죠?'라고 묻게 되는데, 안타깝지만 '전부'도, '확실히'도 장담할 수는 없다. 단지 그 시점에서 확인할 수 있는 것들 중에 이상 소견이 있는지를 분간할 수 있을 따름이다.

임산부가 스트레스를 많이 받는 것이 산전 기형아 검사이기 때문에 이 부분을 잠시 짚고 넘어가지 않을 수 없다. 누구나 아기가 건강하기를 원하고, 태아에 대한 검사가 정확한 정보를 주기를 바란다. 실제로 산전 기형아 검사 기법은 날로 발전해서 아주 많은 정보를 준다. 그중 한 가지를 예로 들면, 엄마의 혈액 속에 섞여 있는 미세한 태아 DNA로부터 기형에 대한 정보를 얻을 수 있을 정도이다. 배 속에 있는 태아의 세포나 양수를 직접 채취하여 확진 검사를 하는 것이 부담스럽다는 난점을 영리하게 우회한 선별 검사인데, NIPT라고 부른다. 임산부라면 궁금할 수밖에 없다.

"그 검사만 하면, 기형아인지 정확히 나오는 거지요? 얼마나 정확한 거예요?"

저 짧은 질문에 대답하는 방법은 무척 간단할 것만 같다. 그런데 그렇지가 않다. 엄밀하게 대답하려면 이제부터 장구한 사설을 펼쳐야 하기 때문에 심호흡을 한 번 해두겠다. 일단 '기형아' 부분부터 따져보자. 임신 초반에 시행하는 태아 선별 검사는 다운증후군 같은 몇몇 염색체 이상에 대한 검사일 뿐이다. 절대로 모든 선천성 기형을 알아맞힐 수 없다. '기형아 검사'라는 표현은 의학적 용어가 아니며 편의상 그렇게 부르는 것뿐이다.

'정확한' 검사라고 하기도 애매하다. 선별 검사는 확진이 아니기 때문에 결과를 확률적으로 추정한다. 선별 검사의 기법이 발전하면서 과거보다 정확해지긴 했지만 말이다. 마지막으로 '얼마나'의 문제인데, 이 부분이 가장 까다롭다. 예를 들면 '기존 기형아 선별 검사법은 95퍼센트 정확했는데, NIPT라는 새로운 선별 검사법은 99퍼센트나 정확합니다!'라고 대답해주면 알아듣기 참으로 쉬울 것만 같다. 그런데 사실 꼭 그렇지는 않다. 검사 결과가 얼마나 믿을 만한지는 한 가지가 아니라 네 가지 지표로 표현한다. (참고로 아래의 몇 문단은 글 전체에서 가장 따분하고 어려운 부분이지만, 인내심을 가질 만한 가치가 있다.) 민감도, 특이도, 양성 예측도, 음성 예측도이다.

그냥 정확도라고 하면 안 되나? 딱 하나의 숫자로 말하면 편할 텐데, 왜 골치 아프게 네 가지나 만들었을까? 통계학자들이 잘난 척하려고 일부러 여러 가지 항목을 개발한 것은 아니다. 언제나 오차가 존재할 수밖에 없는 테스트의 특성 때문에 정확성을 표현하려면 그렇게 할 수밖에 없다. 표현하면 대략 이런 식이다.

특정 검사의 민감도는 '병을 병이라고 할 확률', 특이도는 '정상을 정상이라고 할 확률'로 이해해도 된다. (민감함과 특이함은 일상어에서 '너 너무 민감하게 반응하는 거 아냐?' 혹은 '걔 성격 참 특이해'처럼 쓰이겠지만, 그런 특성과는 전혀 상관없는 통계 용어이다.) 이 두 가지는 검사 자체의 속성이다. 그런데 통상 생각해 보았을 때 어떤 검사가 쓸 만하려면 병도 잘 찾아내고, 병이 아닌 것도 아니라고 잘 걸러내야만 할 것 같다. 당연히 양쪽 다 중요하지만, 문제는 저 두 가지를 동시에 달성하기가 상당히 어렵다는 것이다. 둘 중 어느 한쪽을 향상하기 위해서는 반대쪽을 양보해야 한다. 만약 민감도와 특이도가 모두 완벽하다면 그것은 확진 검사이지 선별 검사가 아니다. 지금 우리는 오차를 포함하는 불완전한 검사(선별 검사)에 대해서 이야기하고 있다.

나머지 두 가지 지표는 양성 예측도와 음성 예측도이다. 양성 예측도는 기형 고위험이라는 결괏값이 나왔을 때, 실제로도 기형이 있을 확률이다. 음성 예측도는 간단히 그 반대라고 생각해도 좋다. 산모가 받아든 결과지가 얼마나 신뢰할 만한지는 예측도에 달려 있다. 그런데 이 양성 예측도와 음성 예측도는 '병이 존재하는 비율'에 영향을 받는다. 검사 자체의 내재적 속성(민감도, 특이도)이 매우 우수하더라도, 병의 빈도가 희귀하다면 막상 결괏값의 신뢰도(양성 예측도, 음성 예측도)는 크게 변할 수도 있다. 거칠게 비유하면, 자동차 배기량이 높아도 기름이 없으면 굴러가지 않는 상황이라 할 수 있다.

혼란스러운 통계 용어를 기억하는 것보다 중요한 것은 네 가지 지표의 정의가 제각기 다르기 때문에, 그 수치도 얼마든지 크게 다를 수 있다는 것이다. NIPT는 민감도(병을 병이라고 할 확률)가 99퍼센트를 상회하는 훌륭한 검사 기법이다. 하지만 양성 예측도(기형 고위험이라는 검사 결과지를 받았을 때, 그것이 사실일 확률)는 절대 그만큼 높지 않다. 물론 민감도도 정확성 지표 중 하나이므로, "이건 99퍼센트 정확한 검사예요"라고 표현하는 것이 틀렸다고 말할 수 없다. 하지만 최악의 최악을 가정해보자. 결과지를 받아 든 산모가 완전히 다른 두 가지 수치인 민감도와 양성 예측도를 혼동하는 것이다.

'맙소사. NIPT 검사에서 내 아기가 기형 위험이 높다고 나왔어! 분명히 의사가 99퍼센트 정확한 검사랬는데…. 그렇다면 아기가 기형임에 분명해…. 슬프지만, 나는 기형아기를 키울 자신이 없어.'

글로 설명하기에도 이렇게 복잡한 통계적 지식을 짧은 진료 시간에 온전히 전달할 수도 없으니, 실제 임상 현장에서 종종 만나는 일이다. 염색체 이상 가능성이 높다는 충격적인 결과지를 받아 든 산모가 배 속의 아기를 기형아라고 간주해서 인공임신중절을 선택해버리는 끔찍한 경우를 가정해보자. 검사에서 기형 고위험이라고 나왔어도, 막상 실제로 아기가 기형아일 확률은 99퍼센트보다 훨씬, 훨씬, 훨씬 낮다. 염색체 이상의 종류에 따라서, 그리고 산모 나이에 따라서 양성 예측도는 불과 절반에 못 미치기도 한다. 선별 검사로 모든 것을 알아내겠다는 생각은 과욕이며, 반드시 확진 검사를 통해서 다시 한 번 들여다봐야 한다.

○

마구잡이로 섞여 있는 보리와 쌀을 구별하기 위해 체를 쳐야 한다면, 이왕이면 체의 망 크기는 딱 적당한 것이 좋을 것이다. 평균적인 쌀알보다는 조금 크고, 평균적인 보리알보다는 약간 작으면 대부분의 보리알은 체 위에 남고, 대부분의 쌀알은 아래로 걸러질 테니 우리는 쌀과 보리를 효과적으로 분리할 수 있다. 하지만 세상만사가 그렇듯이, 모든 쌀알과 모든 보리알의 크기가 균일하지는 않다 보니 하필이면 유난히 큰 쌀알과 유난히 작은 보리알이 있기 마련이다. 따라서 체 위에도 큼직한 몇몇 쌀알은 보리와 섞여 있고, 체 아래에도 유난히 작은 보리알이 쌀과 섞여 있다. 어쨌든 대략적인 체 거르기(선별 검사)가 끝났으니, 대부분은 자기 자리를 찾아 분리되었다. 아직도 섞여 있는 소수의 보리와 쌀을 솎아내는 것은 확진 검사의 영역이 된다.

만약, 쌀의 양은 무려 백 가마니고 보리의 양은 겨우 한 줌이라고 가정해보자. 다른 조건은 똑같다. 개중엔 우량한 쌀알도 있고, 쪼그만 보리알도 있다. 이제부터 백 가마니의 쌀과 한 줌 보리를 체로 거른다. 모두 거르고 난 후, 체 위에 걸러진 녀석들을 전체적으로 살펴보면? 시작부터 양이 얼마 안 되는 보리알보다 오히려 백가마니 중 소수일지언정 큼직한 쌀알들이 체 위에는 더 많이 남을 수도 있다. 현실에서도 기형(보리)보다는 정상(쌀)이 훨씬 더 많이 존재한다. 그래서 검사를 거쳐보면 우량 쌀알도 보리알만큼 체 위에 많이 남게 된다. 결국 선별 검사에서 고위험으로 판정되었다는 것만으로는 실제로 내가 보리일 가능성은 그리 높지 않다. 애초에 전체에서 쌀이 차지하는 비중이 매우 높기 때문이다.

여기까지의 길고 복잡한 내용을 읽는 수고를 아끼지 않은 분이라면, 코로나19 선별 검사에 대한 아래의 전문적 서술마저 어렵지 않게 이해할 수 있다!

코로나19 신속항원검사(전문가용)의 성능
국내 허가기준 민감도 80퍼센트, 특이도 97퍼센트로, PCR 검사 대비 정확도는 낮으나 현재 국내 유병률을 고려하면 양성 예측도는 90퍼센트 이상으로, '한시적으로' 확진 인정 허용

코로나19를 진단하기 위한 검사 기법으로 보건 당국은 PCR 검사만 활용하다가, 일정 시기가 지나자 의사가 시행하는 신속항원검사도 확진법으로 채택했다. 신속항원검사는 민감도와 특이도가 PCR 검사에 비해 떨어지는 만큼, 코로나 초기 단계에서는 선별 검사로만 활용되었다. 하지만 코로나19 환자가 급속도로 많아진 상태에서는(병의 빈도 증가) 그에 따라 신속항원검사의 양성 예측도가 크게 상승했기 때문에 한시적으로 코로나19 확진 용도로 쓸 수 있게 된 것이다. NIPT 검사 기법이 그 민감도와 특이도가 매우 우수

함에도 불구하고, 기형 자체가 희귀하다 보니 양성 예측도가 낮은 것과는 반대인 상황이다.

배 속에 있는 태아에 대한 간접 정보를 조합하여 예측하고 결론을 얻어내는 것은 아무리 최신의 기법을 동원해도 얼마간 두루뭉술하고 해석이 어렵다. 마치 퍼즐 몇 개를 가지고 전체 그림을 추정해야 하는 까다로운 작업이다. 사람 몸에 대해 탐구하는 것도 고도의 과학이 필요한 일인데, 태아는 몸 속의 몸이니 더더욱 그렇다.

어렵게 알아냈는데도

전공의 시절 일이다. 손가락이 여섯 개인 태아 기형으로 상담을 받으러 온 부부가 있었다. 당시는 대학병원에서 근무했던지라 많은 기형아 케이스를 보게 되었다. 그중에는 간혹 아기가 태어나자마자 곧 죽을 수밖에 없는 치명적인 기형도, 평생 후유증이 남는 무서운 장애도, 되돌릴 방법이 전무한 유전적 문제도 있었다. 솔직한 심정으로, 그런 중증 경우에 비교하면야 이 아기의 육손가락(다지증) 상담은 상대적으로 마음이 약간은 덜 무거웠다. 의학적 관점에서 치료가 비교적 용이한 편이었기 때문이다. 아기는 나중에 잉여 손가락을 절제하는 수술을 받으면 남들과 마찬가지로 다섯 손가락을 가진 채로 살아갈 것이며, 수술 이후에 손에 생기는 후유증도 대체로 없다.

다지증 태아의 부모인, 어두운 얼굴의 부부 한 쌍이 진료실에 들어왔다. 담당 교수님은 신중히 태아 초음파를 검토한 후, 다행히 육손가락 말고 다른 기형이 없어 보인다는 소견을 설명했다. 일단 무사히 출산하는 것에 집중하고 나중에 아기가 어느 정도 성장하기를 기다렸다가 손가락 절제술을 시행하면 된다는 이야기가 이어졌다. 이 부부는 이미 여러 병원에서 상담을 했는데, 가는 병원마다 아기 낳고 수술하자는 이야기가 못마땅했던 모양이었다. 설명이 끝나자마자 아기 아빠가 먼저 입을 뗐다.

"그러면 안 되죠."

'뭐가 안 된다는 거지?'

나는 갸웃했다. 아기 아빠가 한 번 더 힘주어 말했다.

"태어나고 나서는 안 돼요. 지금, 배 속에 있을 때 고치는 방법은 없습니까?"

당시 전공의였던 나는 진료 보조 역할이었기 때문에 발언권이 없었지만, 반사적으로 말도 안 된다고 대꾸할 뻔했다. 생존에 영향이 없는 데다 어느 정도 성장한 이후에 안전하게 수술하면 되는 질환을 굳이 위험천만하게 태아 상태에서 수술하겠다니…. 이해가 되지 않았다. 다행히 교수님도 나와 생각이 같았다.

"음, 그렇지만 임신 중에 다지증을 고칠 수는 없어요. 게다가 그럴 필요가 없는 것이 태어나고 나서 안전하게 교정하는 방법이 있는걸요."

하지만 아기의 아빠는 동의하지 못했다. 심지어 격앙된 상태로

외쳤다.

"그러면, 지금은 아무것도 해줄 수 없다는 거잖아요!"

갑작스러운 큰 소리에 나를 포함한 진료실 안의 사람들이 동요했다.

"제 자식이 손가락이 여섯 개인데 저보고 손 놓고 기다리라는 말씀이잖아요!"

아주 솔직한 심정으로, 당시에는 그 부부가 괜한 억지를 부린다고 생각했다. 대형병원에는 전국 각지에서 온갖 위중한 선천성 문제를 가진 태아가 몰려온다. 그리고 많은 부모들이 장애나 후유증을 감수하고서라도 아기 치료에 전념하는 헌신적인 사람들이다. 그런데 고작 기다렸다가 치료하자는 이야기가 저렇게 노발대발할 일인가?

그러나 막상 내가 태아 심장 문제를 겪고 보니, 그들의 마음도 약간이나마 이해가 간다. 부모의 입장에서는 소중한 내 아기의 문제에 경중이 따로 없고, 상황을 해결하지 못한 채로 보내는 하루하루도 피 말리는 시간이다.

하지만 아직 엄마 자궁 속에서 자라고 있는 태아의 손가락을 수술하지는 않는다. (태중 수술도 있기는 하지만 태어나기 전에 고치지 않으면 생존할 수 없는 극히 예외적인 경우에만 시행한다.) 대부분의 태아 이상은 지켜보다가 출생 후에 해결하거나, 아니면 애초에 치료할 수가 없는 종류에 해당한다. 자동차 정비와 의료 행위의 차이에 대한 농담을 들은 적이 있다. 자동차는 시동을 끄고 정비하지만 인간은 시동을 끄고 정비할 수 없다는 것이다. 게다가 배 속에 태아가 있는 상태라면? 아마도 자동차가 달리는 와중에 정비를 하는 것과 비슷할 것이다.

결국 임신 중에 할 수 있는 것은 기다리는 것인데, 이것도 쉽지 않은 일이다. 아기가 아파도 지금 당장은 해줄 수 있는 게 없다는 것은 원인이 분명치 않다는 말만큼이나 미치고 펄쩍 뛸 일이다. 하늘이 원망스럽고, 의사도 원망스럽다.

○

태아의 이상은 왜 치료가 어려울까? 물론 일차적으로는 질환 자체의 속성 때문이다. 선천적인 문제는 고칠 수가 없다. 염색체 이상은 유전 수준의 문제이므로 돌이킬 수 없다. 또 다른 차원은 태아 연구의 윤리적 어려움이다. 임신·출산과 관련한 임상 연구는 다른 의학적 임상 연구에 비해 까다롭다. 임상 연구는 쉽게 말해 인체를 대상으로 이것저것 해본다는 뜻이다. 연구를 많이 해봐야 새로운 지식·치료법을 얻을 텐데, 임신 중인 사람이나 태아를 대상으로 수행하는 것이 때로는 불가능하다. 상식적으로 생각해보아도 태아에게 실험적인 약을 쓰는 연구에서 지원자를 모집하기는 힘들 것이다. 임상 실험에서 지켜져야 할 윤리와 충돌하는 것이다. 대신 간접적인 방법으로 정황 증거를 모으는 것은 가능하지만, 이럴 경우 탄탄한 증거로 인정받기가 까다롭다.

또 하나의 원인은 발생의 복잡성이다. 아기가 생겨나는 것은 여러 가지 원인이 복잡하게 서로에게 영향을 미치는 미묘한 과정이다. 생명체가 탄생할 때는 지속적 변화를 겪기에 지금의 상태가 다음 상태를 보장하지 않는다. 자그마한 세포 덩어리인 배아가 차츰 태아로 자라날 때, 3D 프린터처럼 일방향으로 차곡차곡 모양을 쌓는 것이 아니다. 배아의 발생은 흔히 종이접기에 비유된다. 네모난 모양을 반으로 접어서 삼각형을 만들었다가 다시 접고 펴기를 반복하여 입체적인 모양을 만드는 것처럼 시시각각 형태를 달리하며 고도화된다. 네모난 색종이 한 장만 보고 종이학이 될지, 거북이 될지는 미리 알 수 없다. 중간 과정을 계속 봐야 한다. 태아도 비슷하다. 한 단계를 기준으로 그 다음의 단계를 판단하기는 어렵다. 그래서 초음파 검사를 할 때도 특정 시점에서의 정상 모양과 다른 시점에서의 정상 모양은 기준이 다르다.

처음에는 문제가 없었더라도 세포 분열에서 오류가 추가되기도 한다. 세포가 자꾸자꾸 늘어나는 것은 복사를 엄청나게 여러 번해야 하는 것이다. 물론 인체에서는 언제나 세포의 분열이 일어나고 있지만, 태아 시기에는 그 폭발력이 엄청나다. 새로운 세포를 하나 만들 때마다 토씨 하나 틀리지 않는 복사 작업을 해내야 한다. 우리가 웬만한 글 한 쪽을 손으로 필사해도 오탈자가 생기기 마련인데, 어마어마한 정보를 담은 인간 유전체의 사본을 만들어 분열을 반복하는 작업에서 크고 작은 이상이 생기는 것은 더 말할 나위가 없다. 그렇게 방대한 작업은 컴퓨터로 해도 오류가 나기 십상이다. 이런 오류를 돌연변이라고 부른다. 물론 변이에 있어서 환경이나 외부 영향을 받는 것도 당연하다.

임신 상태나 태아에 대한 탐구는 의사로서 막막하게 느껴질 만큼 고난도의 과제이다. 이렇게 변수가 많고 접근이 어려운 분야의 지식은 천천히 축적된다. 그 한계 때문에 설령 이상을 알아냈다고 해도 임신 중인 상태에서는 당장 해줄 수 있는 것이 많지 않다. 여기까지 적고 보니, 그 대단하다는 현대의학이나 잘났다는 의사들도 별것 아닌 것만 같다. 아기의 기형처럼 중요한 사안에 대해서 뾰족한 원인을 찾아낼 수도, 미리 알아낼 수도 없고, 설령 안다고 해도 딱히 어쩔 도리가 없다고 하니 말이다.

하지만 미지와 불능을 시인하는 것이야말로 과학의 진정한 미덕이다. 우리는 무엇을 알고, 무엇을 모르는가? 무엇이 가능한 것이고, 무엇이 불가능한지를 분간할 수 있어야 최선의 선택을 할 수 있다. 내 아기가 심장 문제가 있다는데, 나는 어떻게 해야 좋을까? 선천성 심장 이상을 임신 중에 호전시킬 방법은 없었다. 게다가 초음파 검사 결과도 오차의 가능성이 있다. 다행히 우리 아기의 문제는 내버려 두어도 성장하면서 결손이 막힌다면 저절로 좋아질 가능성이 충분한 경우였다. 그러니 나의 판단 하에서는 잠자코 기다리는 것이 최선이었다. 남편과 잠시 옥신각신하기는 했지만, 결국 내가 돼지 염통을 먹을 필요는 없었다.

과학 논문에는 해당 연구의 '한계'를 기술한다. 일종의 반성문 같은 영역이다. 이 연구의 부족한 점을 시인한다. 이 연구를 통해서 밝히지 못한 것이 있다면 기록한다. 추가적인 후속 연구로 어떤 탐구가 필요할지 고민한다. 의학을 포함하여 과학적 방법론에 기반을 둔 학문은 한계에 대해서 비교적 겸손하고 솔직하기 마련이다. 우리는 이렇게 미지를 인정함으로써 그 다음 단계로 나아갈 수 있다. 지금으로선 알아낼 수 없거나 해결할 수 없다고 한 여러 가지 문제들도 이런 처절한 자기 반성을 거친 발전에 힘입어 미래에는 더 나은 방법을 찾을 수 있다.

하지만 이 진솔함을 오히려 인질로 삼고서 공격해대는 사이비들의 공격에 취약해지는 것도 사실이다.

'그것 봐. 의사도 모른대. 의사가 아무것도 안 해주더라.'

하지만 우리가 나란히 앉아서 밀물과 썰물을 기다리고, 달이 차고 기우는 것을 바라보는 것은 무의미한 시간 때우기가 아니다. 내가 그저 아기가 태어나기를 마냥 기다린 것처럼. 태아는 성장하면서 충분히 변할 수 있다. 필요하다면 나중에 수술로 치료할 수도 있다. 강건한 마음으로 이 불확실성을 견디는 것은 손 놓고 외면하는 것이 아니다. 때로는 기다림도 중요한 행위이다. 그런데 사기꾼들은 미약한 근거와 과도한 자기 확신을 무기 삼아서 속삭인다.

'의사도 모르는 걸 나는 다 알아. 그들이 못 해주는 것도 나는

얼마든지 해줄 수 있지.'

아프고 절박한 사람들은 이런 속삭임에 귀 기울일 수밖에 없다. 뭔가를 시도하는 것보다 그저 기다리는 것이 정신적으로 훨씬 고통스러운 경우도 많다. 귀중한 시간과 거액의 돈을 허비하고, 끝끝내 오히려 절망하는 경우가 수도 없이 반복되는 이유이다.

'우리가 할 수 있는 건 그냥 기다리는 거야. 우리의 잘못이 아니야. 지금으로선, 기다리는 것으로 충분해.'

스스로에게 힘주어 말하고 나니 마음이 다소 편해졌다.

'내가 다른 것은 바꾸지 못하지만, 적어도 스트레스는 덜 받는 게 낫지 않겠어?'

아랫배 부근에서 마치 대답이라도 하듯이 꾸물꾸물한 태동이 느껴졌다. 의학은 전지전능하지 않다. 하지만 할 수 없는 것과 알 수 없는 것을 안다. 소크라테스가 무지(無知)의 지(知)를 말하지 않았던가? 나는 그것도 가치가 충분하다고 생각한다.

마음대로 되는 것 하나 없는

출산을 하고 복직을 하기 전에는 육아에 메여 살았다. 외출할 일도 거의 없었다. 아주 어쩌다가 볼일이 있을 때만 겪는 바깥세상은 유난히 반짝여 보였다. 평소에 싫어하는 운전조차 상쾌한 드라이브 길이 되었다. 그냥 노래 들으면서 차로 동네 한 바퀴 구경만 해도 기분 전환이 되었다. 이상한 일이다. 나는 분명히 아기를 누구보다 사랑한다. 아기와 잠시라도 떨어져 있을 때에는 습관처럼 아기 사진을 본다. 그런데도 아기가 곁에 없는 상황이 쾌적하다는 것은 영 아리송했다. 그것도 별 재밌는 일도 없는 운전길인데. 짧은 외출을 마치고 집으로 돌아와 주차를 할 때쯤이면 그때서야 왜 기분이 좋았는지 알아차릴 수 있었다. 나는 '예외 없이 즉각적으로 내 뜻대로 조종 가능한' 운전의 감각이 좋았던 것이다. 자동차, 이 기특한 녀석은 아기에 비하면 귀신같이 말을 잘 듣는다. (게다가 아기는 내가 업어줘야 하지만, 자동차는 나를 태워준다!) 우쭈쭈, 이 녀석 아주 효자 중의 효자다.

뜻하는 대로 대상을 제어할 수 있다는 느낌은 심리적 만족감을 준다. 통제감이라고도 부르며, 내적 동기의 중요한 부분을 차지한다. 아기를 낳기 전에는 온 세상 모든 것을 뜻대로 할 수는 없어도, 적어도 나의 반경 안에 들어온 것은 통제할 수 있다고 막연하게 생각했다. 내가 자율적으로 나의 신체와 일상을 장악하고 있다는 느낌을 의심해본 적은 없다. 하지만 아기를 낳은 이후로는 내가 얼마나 큰 착각 속에서 살고 있었는지 깨달았다. 아기는, 육아는 내 손아귀를 완전히 벗어나 있었다.

돌이 넘어 제 고집이 생긴 아기는 도무지 잠을 자지 않으려고 한다. 깜박 졸기라도 한다면 커다란 손해라도 본다는 듯이, 자지 않으려고 무척이나 애를 쓴다. 일 초라도 더 제 발로 걸어 다니고, 눈을 떠서 세상을 구경하는 것이 커다란 낙인 듯하다. 밤은 늦었고,

아기는 분명히 졸려서 비틀거리는데도 잠들지 않기 위해 발버둥 친다. 조금 더 어렸을 때는 포대기에 업고 달래주었는데 이제는 등에 업히는 것도 싫단다. 쪽쪽이를 물려보고, 자장가를 불러보고, 이곳저 곳에서 주워들은 수면 의식과 수면법을 총동원해서 재워주려고 갖은 애를 써도 소용이 없다. 그렇게 미친 듯한 울음과 몸부림이 섞인 잠투정 끝에 어느 순간 풀썩, 배터리가 방전된 것처럼 쓰러진다.

'드디어 자는구나.'

이때쯤 되면 나는 진이 다 빠져서 몸에 힘이 하나도 없지만, 또 다른 정신적 고통이 시작된다.

'잠자리 교육이 잘못되었나봐. 내가 수면 교육을 제대로 못 해서 편안하게 못 자는 아기가 된 거 아냐? 나 때문에 우리 아이가 커서도 잠을 잘 못 자면 어떡해?'

이제는 내가 잠들어야 할 순서지만, '잠 잘 자는 아기'로 만들기 위한 비법을 검색하느라 잠을 이루지 못한다. 아기가 태어난 직후 검사에서 심장 문제는 경미하다는 결과에 안도의 한숨을 내쉰 것이 기억난다. 그때는 분명히 건강하기만을 바랐는데, 이상하게도 바라는 것은 점점 많아진다.

잘 먹는 아기가 되길 바랐지만 내 뜻대로 되지 않았다. 잘 자는 아기가 되길 바랐지만 마찬가지였다. 낯을 안 가리는 아기가 되길 바랐지만 어림없었다. 아기는 이유를 알 수 없이 울고 떼를 쓰고 기상천외한 방식으로 다치곤 했다. (한시도 눈을 떼지 않았는데도!) 발만 밟으면 굴러가고 핸들 돌리는 대로 조종할 수 있는 자동차에서 내려서, 마음대로 되는 것 하나 없는 아기 양육의 세계로 돌아가자니 땅이 꺼져라 한숨이 나왔다. 신이 모든 곳에 있을 수 없어서 엄마가 존재한다는 말이 있다던데. 만약 진짜 모성이 신이라면 우리가 흔히 떠올리는 전지전능한 신은 아닌가 보다. 아기에 대한 것은 뭐 하나 내 뜻대로 할 수가 없는데, 세상에 이런 무능한 신도 있던가?

아기가 뜻대로 안 된다고?

우리는 과학기술 덕분에 자연을 자기 손아귀에 쥐고 있는 듯한 기분을 누린다. 실제로 문명인의 일상사는 대체로 통제가 가능하다. 그래서 재생산에도 비슷한 통제력을 발휘할 수 있기를 무심코 기대한다. 우는 아기 달래는 방법. 언어와 창의력 발달 비법. 순식간에 잠드는 수면교육법. 무조건 잘 먹는 이유식 레시피 등등. 인터넷을 조금만 검색해 보면 셀 수 없을 만큼 많이 등장한다. 놀라운 것은 이렇게 어린 아기들에게 그렇게 많은 방법론이 존재한다는 것이다.

어쨌든 넘쳐나는 '비법'들의 기본적 전제는 통제 가능성이다. 수많은 육아 비법들은 아기를 원하는 대로 제어할 수 있다는 믿음, 혹은 그렇게 하고 싶다는 강렬한 소망을 전제로 하고 있다. 지금 내 어린 아기는 잠투정이 문제일 따름이다. 하지만 자식의 됨됨이에 대해서는 어떨까? 거시적 성장 방향에 대해서도 방법론이 있는 것인지 궁금하지 않을 수 없다. 정말로 아기는 원하는 대로 주조할 수 있는 대상일까? 아니면 아기 나름의 타고난 기질이 있는 것일까? 이에 대해서는 양육과 환경이 우세하다고 믿는 사람들과 유전자와 본성을 강조하는 사람들이 나뉘어 있다. (분명히 수면교육 비법으로 출발했는데, 확장을 거듭하다 보면 어느새 거대 담론과 맞닿는다.) 그래서 양육론은 두 가지 사상 대립의 장이다. 본성이냐, 양육이냐? 그것이 문제로다.

20세기에 유행한 양육 사상은 빈 서판 이론이었다. 행동주의 심리학자들은 인간에게도 적절한 입력을 가하면 원하는 출력을 얻을 수 있다고 믿었다. 행동주의 심리학의 창시자인 존 왓슨의 말이 걸작이니 들어보자.

"나에게 열두 명의 건강한 영아를 맡겨보라. 잘 만들어진 나의 특수한 세계 속에서 아이들을 자라게 한다면 나는 아이를 내가 원하는 어떤 직업으로도, 예컨대 의사나 변호사, 화가, 사기꾼, 심지어는 거지나 도둑으로도 키울 수 있다고 장담한다. 그 아이의 재능이나 기질, 능력, 인종 따위는 전혀 상관없다."

이에 따르면 아기는 백지와 같아서, 어른이 주입하고 교육하는 대로 성장한다.

하지만 심리학자 주디스 해리스는 저서 『양육 가설』을 통해 이 통념에 반박한다. 아이들은 부모 마음대로 그려나갈 수 있는 흰 도화지가 아니다. 아이 고유의 기질, 아이의 내적 세계와 집 밖에서 맺게 되는 다각적 사회관계가 아이가 어떤 사람으로 자라나는지에 커다란 영향을 미친다. 자녀와 부모는 일방향 관계도 아니다. 자녀도 부모에게 영향력을 발휘하기 때문이다. 아이들은 생각보다 유연하고, 적응적이며, 강하다. 결국 부모는 아이를 망칠 수도, 완성시킬 수도 없다. (아기를 위한 관심과 노력이 무의미하다는 이야기는 아니다.) 주디스 해리스에 따르면 양육자라는 이유로 자녀가 어떤 사람으로 자라날지 좌지우지할 수 있다는 관념은 지나친 오만일지도 모르겠다.

아기가 크면서 개성과 욕구를 지니게 되면 좀 더 다양한 차원의 통제 불가능이 드러난다. 사실 앞서 말한 잘 먹고 잘 자고 잘 싸는 아기에 대한 기원과 좌절은 십대 아이들을 키우는 부모들의 입장에서 보기엔 사소한 투정이다. 갓난아기는 그래도 부모의 영향력이 절대적이며, 내가 제공하는 돌봄의 대부분은 아기의 기초적인 욕구에 호응하는 활동이다. 나는 집 안에 울타리를 쳐서 아기가 현관에 놓인 신발을 씹지 못하게 할 수도 있고, 리모컨을 숨겨서 TV와 유튜브를 보지 못하게 할 수도 있다. 아기는 로션, 동화책, 산책로의 개미도 종종 먹지만 대부분은 내가 제공하는 음식만 먹을 수 있다.

하지만 조금만 더 자라도 울타리를 넘어가는 것은 아기에게 우스울 정도로 간단한 일이 될 것이고, TV와 불량식품을 영원히 차단할 수도 없다. 자아가 또렷해지고 격변의 사춘기를 지나다 보면 이젠 정말 부모로서 어찌할 수 없는 돌발상황투성이다.

『양육 가설』은 '아기를 키워내는 것은 전적으로 부모의 역할이다'라는 통념을 정면으로 반박하면서 많은 논란을 낳았다. 이 책이 몇몇 무책임한 부모들이 자녀를 방임하는 데에 정당성을 줄 것이라는 염려도 있었다. (애한테 부모가 전부는 아니라고? 옳거니, 부모 노릇을 관둬야겠구먼!) 실제로 일부는 주디스 해리스가 관심과 보살핌의 중요성을 과소평가했다는 지적을 하기도 했다. 하지만 이 중요한 문제 제기를 통해서 아이의 됨됨이를 결정짓는 데에 '부모가 전부'라는 전통적인 절대 법칙에 서서히 균열이 갔다. 오늘날의 중론은 아이의 성장에는 스스로 타고나는 유전적 경향, 또래집단과 같은 아이 주변 환경의 영향, 부모의 양육과 애정 등이 모두 복합적인 작용을 한다는 것이다.

양육 가설이 주지하는 바는 스트레스가 많은 요즘 엄마들에게 카타르시스를 준다. '아이가 ○○되려면 엄마가 △△해야 해'와 같은 구조의 명제가 너무나도 많아졌다. 이런 사회적 압박은 부모의 통제력에 과도한 의미를 부여한다. 더 나아가서 아이가 조금이라도 부족함을 내비치면 여지없이 부모가 화살을 맞는다. 부모가 다른 모든 요인을 뛰어넘는 결정적 영향을 발휘하는 것이 모든 아이에게, 언제나 가능하다는 관념은 결국 양육자의 기준을 지나치게 높게 만든다. 주디스 해리스는 말한다.

부모의 영향력이 제한적이란 사실은 위험하기는커녕 오히려 부모와 자식에게 신선한 공기 같은 것이다. (중략) 좋은 관계는 둘 다 행복하고 상대의 행복을 통해 서로의 행복을 찾는 관계이지

한쪽이 어느 한쪽의 인간성을 직조해야 하는 중요한 책임을 일방
적으로 수행해야 하는 관계가 아니다.

현대인이 좋아하는 예측과 통제에 대한 감각은 인생에서 자녀
를 만나는 순간 무용지물이 된다. 하지만 낭패감에만 빠져 있을 필
요는 없다. 우리는 자녀를 나중에 훌륭한 사람 만들려고, 월령에 따
른 발달 단계를 준수하기 위해서 양육하는 것이 아니다. 양육 지침
이 너무 많아서 헷갈릴 때가 있지만, 우리는 조종하기 위해서가 아
니고 사랑하기 때문에 돌본다. 아무리 말을 안 들을지언정 자동차
보다 아기를 더 사랑하고 있다는 감정은 통제 욕구와는 다른 종류
의 깊은 만족을 준다. 내 마음대로 할 수 없고 내 마음대로 되지도
않지만, 그래도 서로가 행복할 수 있는 관계에 대한 깨달음. 그것만
으로도 양육 가설의 교훈은 가치가 있지 않을까?

가장 예측할 수 없는 것은 나 자신

"아이 있는 친구들이 그러는데 말이야, 아기를 위해서 기꺼이
죽을 수도 있다는 마음이 든대. 진심이래."

"…. 그래? 진짜로?"

자녀 계획을 세우던 와중 우리 부부는 아이가 있는 지인 부부
들에게 물었다. 아기를 낳고 나서 삶이 어떻게 달라졌냐고. 그런데

묻는 족족 저런 대답이 돌아왔다. 힘들기는 하지만 다시는 그 이전의 삶으로 돌아가고 싶지 않다. 아이 없는 인생은 상상할 수 없다. 필요하다면 자식을 위해서 죽을 수도 있다, 몇 번이라도! 오호, 평범한 사람들이 몹시 진지하게 영화처럼 비장한 대사를 내뱉는 것을 보고 나와 남편은 솔직히 벙쪘다. 그런 지극한 사랑이, 이렇게나 보편적으로 존재할 수 있을까? 나도 물론 가족과 친구를 사랑한다. 그래도 타인을 위해 목숨을 초개처럼 버리는 것은 굳이 상상해본 적도, 결심해본 적도 없다.

임신과 출산 이야기를 다루는 의사로서 언제나 고민인 것은 재생산의 힘든 점에만 이야기가 집중되는 경향이 있다는 것이다. 고통과 괴로움은 묘사하기 편하며, 듣는 사람도 연상하거나 공감하기 쉽다. 내가 임신 중에 경험한 골반통증은 뼈와 뼈 사이 관절에 누군가가 커터 칼을 넣어서 억지로 비집어 벌리는 느낌이었다. 그리고 이렇게 말하면 친구들이 무릎을 탁 치며 '무슨 느낌인지' 알아들었다. 때로는 눈썹을 찌푸리며 안타까워했다.

"어휴, 그렇게나 아파서 어쩌니!"

고통을 느끼는 존재인 우리들은 고통의 묘사를 쉽게 이해할 수 있다. 육아의 고충은 또 어떤가. 신생아 돌보기 브이로그를 보면 대번에 와 닿는다. 영상 속에서 신생아 양육자는 두세 시간마다 수유하고, 트림 시키고, 다시 재우기를 반복하며 뜬눈으로 밤을 샌다. 잠은커녕 먹고 씻고 배설하는 기본적인 생활조차 유예되기 일쑤다. 보고 있자면 애처로운 마음이 절로 샘솟는다. 부모들이 고생 많다는 댓글이 수도 없이 달린다. 생리적 욕구를 뒤로 제쳐두는 것이 고통스럽다는 것쯤은 자녀 유무와 무관하게 누구나 알 수 있다.

한편, 아이로 인한 경제적 비용은 아예 숫자로 확 와 닿으니 뇌리에 박히지 않을 수 없다. 출산용품, 조리원 비용으로 시작해서 육아·일 병행의 어려움, 사교육비까지 이야기가 이어지면 아이 하나에 돈과 자원이 한도 끝도 없이 들어갈 것만 같다. 이 모든 고통, 부담, 비용은 우리가 살면서 직접적으로 혹은 간접적으로 체감할 수 있는 것이다. 그러다 보니 이 모든 것의 원흉인 출산에 대해서 경계심이 들거나, 때로는 공포심마저 불러일으킬 수도 있다.

하지만 자녀가 생긴 후의 기쁨과 행복의 질과 양은 그렇지 않다. 직접 경험하기 전에는 상상하기 어렵다. 인식의 지평이 완전히 새로운 차원으로 확장되기 때문이다. 2차원 평면에서 살던 내가 아기를 낳고 나서는 3차원 공간에서 살게 되었다. 개미가 새가 되는 것과 같은 인식의 확장이다. 물론 개미는 날지 못하는 대신 추락할 일이 없다. 날게 되었다는 것은 추락할 수 있다는 것도 의미한다. 아기에게 생기는 불행과 위험은 아무리 애를 써도 도저히 견딜 수 없는 일이다. 하지만 슬픔만큼이나 기쁨의 진폭도 더 커진다.

나는 아이를 낳고 키우기 전에 이만 한 크기의 사랑과 행복을 가늠하지 못했다. 어머니의 사랑을 기리는 감동적인 문학과 예술은 넘쳐나지만, 내가 재생산의 주체가 되기 전에는 완전한 감정 이입을 할 수 없었던 것이다. 정확히 말하자면, 자녀에 대해 지금과 같은 감정이 존재한다는 것을 알지 못했다. 사람마다 차이는 있겠으나, 아기를 낳고 키우는 행위는 그 장점을 선험적으로 파악할 수 없다. 그러니 재생산의 득실을 놓고 보면 명백히 정보의 비대칭성이 존재한다. 고통과 비용은 너무나 구체적이고 생생하다. (나에게 출산 중 산모와 아기들에게 일어난 끔찍한 사건 사고로 책을 쓰라고 한다면 손쉬울뿐더러, 이 책보다 훨씬 잘 팔릴 것이다.) 하지만 행복과 만족은 그냥 저냥 뜬구름 잡는 소리 같다.

○

임신 중에 태어날 아기를 상상하며 미리 몇 가지 이름을 생각해 두었다. 아무래도 요즘 유행하는 현대적이고 세련된 이미지의 이름이 좋을 것 같다. 발음이 부드럽고 미남이 연상되는 은우, 로운, 도윤 같은 이름을 메모장에 빼곡히 적어보았다. 그런데… 막상 태어난 아기 얼굴이 은우, 로운, 도윤이가 아니었다! 갓 태어난 신생아는 피부가 매끈하지 않았고, 팅팅 부은 데다 근엄한 표정으로 종일 잠만 잤다. 어쩌다가 눈을 조금이라도 뜨면 단춧구멍보다 작아서 약간은 심술궂어 보일 지경이었다. 입을 쩝쩝대다가 큼, 하는 헛기침 비슷한 소리를 냈는데 작은 몸 안에 중년 아저씨가 들어앉은 것 같았다. 솔직히 인정하자면, 아기가 썩 귀여워 보이지는 않았다. SNS에는 인형 같은 아기 사진만 올라오던데, 우리 아기는 아니었다. 세련됨도 꽃미남도 연상되지 않았다. 안 되겠다. 나는 출산 하루 만에 은우, 로운, 도윤을 포기했다. 모름지기 이름은 사람과 어울려야 하는 법. 클래식으로 가자! 덕배, 창수, 만식이가 새로운 이름 후보가 되었다.

일 년이 지났다. 아기 피부는 뽀얗게 살아났고 표정도 다채로워졌다. 여전히 남의 눈에는 평범한 아기일 것이다. 달라진 것은 내가 이 아기와 살을 부대끼며 살아온 시간이다. 이제 내 눈에는 아기가 너무나도 예쁘고 더없이 사랑스럽다. 매일 보는데 매일 더 예쁘다. 귀염둥아. 나는 덕배, 창수, 만식이가 될 뻔한 아기를 귀염둥이라고 부른다. 나도 남편도 평범한 외모인데, 우리의 아기는 어떻게 이렇게 예쁠 수 있느냐며 날마다 둘이 팔불출 호들갑을 떤다. 살면서 이렇게 귀한 것을 갖게 될 줄 몰랐다. (물론 행복을 한껏 누릴 수 있는 아기 시기가 지나가면, 나의 느낌도 또다시 바뀔지 모르겠다.)

10년 전 우리는 10년 후에 어떤 방식으로, 어떻게 살아갈지 예측할 수 있었을까? 그렇지 않다. 재생산이 유난히 변수가 많기에 이 장에서 그것을 강조한 것은 사실이지만, 솔직히 말하자면 인생이 대체로 그렇지 않은가? 원래 살다 보면 많은 것이 변한다. 출산과 육아를 경험하며 심신에 생기는 미세 조정들은 감정뿐만 아니라 사고방식, 우선순위, 정체성에도 영향을 미친다. 여행을 무척 좋아하는 나는 출산 전에 아기 때문에 여행을 마음대로 가지 못하는 것을 염려했다. 평생 세계 구석구석의 이국적인 곳을 찾아서 스카이다이빙이나 스킨스쿠버를 즐기면서 모험으로 일상을 채우지 않으면 불행할 줄로만 알았다. 아기를 낳은 지금도 나는 여행을 좋아하는 사람이긴 하지만, 이제는 다른 방식으로도 커다란 기쁨을 누릴 수 있기에 마음대로 어디론가 훌쩍 떠나지 못한다는 것이 많이 아쉽지는 않다. 인간은 유연하고 적응적인 동물이다. 생애 주기와 환경에 따라서 원하는 것, 하고자 하는 것, 만족하는 대상과 방식이 달라진다.

아기를 키우기 전에는 임신과 육아 노동이 공포스러웠다. 매일 청소를 하고, 아기 설거지와 빨래도 따로 해야 한다니…. 어휴 나는 못 해, 절레절레 고개를 젓게 되었다. 물론 애 낳고 키우는 것이 쉽다는 것은 전혀 아니다. 하지만 재생산이 이끄는 모든 변화에는 원초적인 에너지가 있다. 아이 키우는 사람들이 아이 없을 때에 비해 아주 고된 일상을 보낸다는 것은 뒤집어 생각하면 그렇게 행동할 의지와 동기가 내면에서 움텄다는 것을 말한다. 물리적으로 아무 힘도 없는 아기가 사회적으로는 얼마나 강한지 되새겨보자. 아기는 주변의 인간들에게 웃음과 에너지, 동기를 선사한다. 아기는 주위의 모든 것을 바꾼다. 그러니 당신 자신에 대해서도 함부로 예측할 수는 없다.

아기가 낮잠을 푹 자고 일어나면 기분이 좋다. 눈 뜨자마자 옆에 내가 누워있는 것을 발견하면 더더욱 기분이 좋다. 까꿍놀이를 아무리 여러 번 해줘도 처음 구경하는 것처럼 즐거워한다. 연신 까르르 웃으면서 내 얼굴을 쓰다듬기(사실은 쥐어뜯는 것에 가깝다) 시작하면, 나는 이 시간과 공간에 영원히 고정되어도 좋겠다는 느낌이 든다. 더 이상 다른 것을 누릴 필요도 없고, 이곳에서 아기와 둘이 머물러도 충분하다. 나와 내 배우자를 닮은 귀여운 생명체가 나를 온 우주라도 되는 것처럼 사랑한다.

'내가 사람을 이렇게나 사랑한다고…? 그런데 그 사람이 나를 이렇게나 사랑한다고? 내 최애의 최애가 나라니!'

한 번도 안 먹어본 음식의 맛을 설명만으로 이해할 수 없다. '달콤쌉싸래한 초콜릿'은 태어나서 한 번도 초콜릿을 먹어보지 않은 사람이 상상력만으로는 납득하기 어렵다. 아기를 낳고 돌봄으로써 생기는 기쁨은 그 이전의 세계관에 존재하지 않는 불가지해의 영역이다.

이 부분은 이 책의 다른 부분과 달리 과학도서나 연구 논문, 산부인과 의사로서의 경험과 지식을 근거로 들 수 없다. 그냥 내 느낌이다! 하지만 분명히 말할 수 있다. 재생산은 예측 불가, 통제 불능 투성이라서 해보지 않고서는 모른다. 행복도 그렇다. 어떤 기쁨을 누리게 될지조차 예측할 수 없다.

모유 혹은 분유? 자연분만 혹은 수술?

'건강 위협하는 이것의 정체는?'

뉴스 포털에서 흔히 보이는 건강 기사의 전형적인 포맷이다. 이런 기사는 클릭을 유도하기 위해 헤드라인에 '이것'의 정체를 밝히지 않는 특징이 있다. 그래서 '이것'이 궁금하다면 눌러볼 수밖에 없는데, 막상 읽어보면 상당수의 건강 정보가 그리 건강하지만은 않게 느껴진다. 개중에는 마늘이 몸에 좋다는 식의 상식적인 이야기를 늘어놓기도 한다. 실제로 마늘은 흔한 식재료이고, 열심히 챙겨 먹는다고 해서 나쁠 것도 없다. 하지만 만약 조금만 다른 재료라면 어떨까? 이를테면, 투명드래곤의 비늘이 암에 특효약이라는 건강 기사가 있다고 하자. (암과 싸워주는 '이 성분', 반드시 챙겨라!) 당연히 그 진위에 대해서는 물론이거니와 기사를 읽으면서 이런 생각을 해봄직하다.

'투명드래곤 비늘이 암에 얼마나 좋은데? 진짜 항암제보다도 효과 있는 거야?'

'흠⋯. 요즘 그거 구하기 쉽지 않을 텐데. 투명드래곤 비늘이 드래곤 슬레이어가 될 만한 가치가 있을 만큼 좋은지 궁금하군.'

'비늘 그거 얼마나 먹어야 될까? 두어 개? 아니면 드래곤 한 마리가 필요한 건가?'

특히나 의학에 관련된 주제에서라면, 양적 관계를 기술하지 않는 정보는 막연하고 아리송하다. 단순히 '몸에 좋다' '몸에 나쁘다'로는 충분하지 않은 것이다. 오히려 불필요한 걱정이나 피로감을 유발한다는 점에서 때때로 공해에 가깝다. 그것은 마치 이런 명제와 비슷하다.

'서울에서 남쪽으로 가면 남극이 나온다.'

거짓은 아니겠으나, 그렇다고 가치 있는 정보를 담고 있다고 하기도 어렵기 때문이다. 저 문장에서 '서울'이 있는 자리에 런던, 파리나 뉴욕을 넣어도 같은 결론이 나온다. 만약 위의 명제를 가치 있는 정보로 바꾸려면, 이렇게 써야 할 것이다.

'서울에서 남쪽으로 13,390킬로미터를 가면 남극이 나온다.'

어떤가? 유익함과 해로움은 정도의 차이를 기술하지 않을 때에 무의미한 경우가 많다. 예를 들어 모유 수유가 분유 수유보다 산모와 아기에게 이롭다는 것이 정설이다. 그렇다고 해서 모든 산모가 개인의 상황을 무시하고 아기를 위해 '완모(완전 모유 수유)맘'이 되어야만 할까? 질식분만은 제왕절개술에 비해 장점이 있으나, 모든 산모가 질식분만을 시도할 수 있는 것은 아니다. 예를 들어 전치태반이 있는 산모라면 제왕절개 수술의 도움 없이는 아기 낳다가 죽을 수도 있다. 두루뭉술하게 이게 좋다더라, 저게 좋다더라 수준으로는 별 도움이 안 되는 경우가 많다. 그러니 구체적 상황을 통해서 득실의 크기를 가늠하는 것이 제대로 된 결론에 이르는 길이다.

○

임신과 출산은 우리 몸에서 일어나는 정상적인 과정의 일종이기에 병이 없고 건강하다면 대개 선택권이 있다. 물론 의학적으로 특수한 상황이라면 당연히 의사의 조언대로 하는 것이 가장 현명하다. 그렇지 않은 경우라면 나름의 고민을 하게 된다.

'모유를 먹일까, 분유를 줄까? 모유를 먹인다면 언제까지 줄까? 분만 방식은 어떻게 할까? 질식분만을 한다면, 무통주사를 맞을까? 맞지 말까?'

게다가 이렇게 보편적인 주제에 대해서라면 주변에서 가족, 친구, 지인들이 한마디씩 보태기도 참으로 쉽다. 쉬워도 너무 쉬운 게 문제다. 참고로 요즘은 이런 참견을 삼가는 것이 상식이 되었다. 입술이 아무리 간지러워도 꾹 참기를 권장한다.

"애 낳을 때 무통주사 맞는 거, 모성애가 부족한 것 같아."

"직장 나간다고 모유 수유 안 할 거니? 에휴, 애가 불쌍하구나."

무례한 참견은 신경쓰지 말고, 당사자의 상황에 맞춰서 결정을 하도록 하자. 거기에 더해서 조금이라도 더 유익한 선택지를 고르고 싶다면, 득실의 무게추를 가지고 합리적으로 비교하는 것이 낫다. 좋다 나쁘다로는 충분하지 않다. 어느 정도로 유익 또는 해로운가? 그에 따른 비용은 어느 정도인가? '남쪽으로 가면 남극이 나온다'는 정보만 가지고 무작정 발걸음을 뗄 수는 없다. 몇 날 며칠이 걸릴지, 현실적으로 가능하기는 한 것인지 모르는 채로 남극까지 걸어가는 것은 말이 되지 않는다. 우리에게 중요한 것은 '얼마나'이다.

'얼마나'에 대해서 가늠을 하려면, 충분한 정보가 있어야 한다. 파편적 사실을 넘어 양질의 정보가 있어야 한다. 그래야 진정으로 '건강한' 건강 이야기이고, 득실에 대해 균형 잡힌 무게추를 갖출 수 있게 도와주는 유익한 정보이다. 이를테면 분만 방법과 수유에 있어서도 다양한 경우와 전체적 맥락을 고려한다면, 이런 식으로 생각을 해볼 수도 있다.

보통 모유의 장점으로 경제성을 꼽지만, 결제해야 젖이 나오는

게 아니라는 이유로 완전히 무료라고 간주할 수도 없다. 실제로 모유 수유부는 식단 관리에 신경을 많이 써야 하며, 나처럼 젖몸살을 자주 앓는다면 치료와 유방 관리에 비용이 추가적으로 들어갈 수도 있다. (분윳값보다 유방 마사지 비용을 더 많이 썼다.) 젖 먹이는 일에 들어가는 노력과 수고로움도 비용의 일종이니, 무조건 '공짜'라고 좋아할 일이 아니다.

한편, 분유를 단순히 좋거나 나쁘다고 할 수 있을까? 어떤 분유는 희귀병을 앓는 아기들에게는 생명줄이나 다름없다. 대사질환이 있는 아기들에게는 소화할 수 있도록 제작된 특수 분유가 필수적이기 때문이다. 반대로 분유 수유가 어떤 아기에게는 치명적일 수도 있다. 분유 수유에는 깨끗한 식수와 젖병, 세척제처럼 각종 보조 도구가 필요하다. 이런 것들의 수급이 어려운 아프리카 일부 지역에서 분유는 아기들에게 각종 질병은 물론 심지어 사망까지도 야기할 수 있다.

◯

"그래서, 자연분만이 좋은 거야? 아님 수술이 좋은 거야?"

아기 계획이 있는 20~30대의 친구들에게 가장 자주 받는 질문이다. 내가 그때그때 다르다고 애매하게 대답하면, 어떤 친구들은 회심의 일격을 준비해왔다는 듯 정색하고 묻는다.

"네가 아기 낳을 때는 어떻게 할 건데?"

하하. 미안하지만 그것도 수십 번 들어본 이야기인지라 송곳같이 날카로운 질문이라고 하기엔 턱없이 부족하다.

"나라면 담당의사가 하자는 대로 할 거야. 그리고 자연분만 못할 특별한 이유가 없다면, 시도할 거고."

친구들은 더 할 말이 없다는 듯 입을 다물지만, 표정은 영 찜찜해 보인다. 흥, 친구가 산부인과 의사라서 마음먹고 물어본 건데, 깍쟁이마냥 뻔한 얘기만 하는 것이 별로 만족스럽지가 않은 모양이다. 하지만 똑 부러지는 결론을 내지 않는 것은 내가 업계 내부의 '은밀한 사정'이나 '숨겨진 진실'을 지키려고 하는 의뭉스러운 사람이라서가 아니다. 애초에 그런 것이 있을 리도 없거니와 무조건 한쪽만 좋다는 것은 편협하고 무책임한 말이기 때문이다.

질식분만과 제왕절개술은 각각의 장단점이 있겠으나, 의사 입장에서 제왕절개 수술은 아무래도 배를 열어젖히는 개복수술이다. 합병증 가능성과 산모의 사망 가능성이 질식분만에 비하여 높기 때문에 의학적 사유가 없다면 일부러 권고할 이유는 없다. 하지만 현대에는 제왕절개술의 수술 방법이나 수술 후 관리가 매우 발달하였기 때문에 산모가 원해서 제왕절개술을 시행한다고 한들 사망이나 합병증의 가능성이 그리 크게 다가오지는 않는다. 위험의 정도가 상대적으로 미미해진 것이다.

이렇듯 시대와 지역의 편차도 추의 무게를 더하거나 덜어내기도 한다. 하물며 개개인의 상황은 더욱더 다양하다. 한 가지로 결정해서 답을 낼 수 없는 것이다.

의학이란 것이 원래 그렇고, 그래서 어렵다. 사람마다, 경우마다 다르다. 그때그때 잘 따지는 수밖에 없다. 이렇게 미지근한 이야기는 모름지기 재미가 없다. 그래서 소화가 잘 안 된다. 제일 잘 팔릴 만한 이야기는 '제왕절개 절대로 하면 안 되는 열 가지 이유' '당신만 모르는 자연분만의 일곱 가지 치명적 합병증' 따위일 것이다. 당신이라면 임신 중에 저런 제목의 유튜브 동영상이나 블로그 글을 그냥 지나칠 수 있겠는가? 나도 당장 솔깃한다!

과학적 사고의 실용성에는 여러 가지가 있는데, 그중 하나는 합당한 비교를 할 수 있게 해주는 것이다. 꼬리가 몸통을 흔들게 내버려두지 않으려면 균형감각을 갖추는 것이 중요하다. 너무 극단적이거나 지나치게 드문 일부의 사례에 매몰될 필요는 없다. 직접 선택을 내려야 하는 주제들에 대해서 어느 정도 이해를 하는 것은 득실에 대한 쓸 만한 저울을 갖추는 것이다.

다만 모든 사람이 모든 사안에 대해 정보를 샅샅이 수집하고 합리적으로 분석할 수는 없다. 우리에게는 그 일을 대리해주는 전문가 집단과 특수한 장소가 있다. 의사와 병원이다. 특히 출산과 관련된 진료에서는 이 저울 위에 득실을 올려 신중히 비교하여 결정하는 것이 의사의 중요한 임무이다. 의료진은 재생산의 혼돈 속에서 가늠되지 않는 확률을 가늠하고, 예측하기 어려운 상황을 어떻게든 예측하려고 무던히 애를 쓴다. 하지만 의사가 모든 문제를 해결할 수도 없거니와 때로는 의사를 만나는 것 자체가 문제가 되기도 한다. 병원이 불러일으키는 또 다른 유감스러움이 있기 때문이다.

제 3 장
은밀하게 위대하게

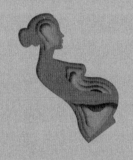

◎

굴욕 3종 세트

산부인과 진찰은 일부 사람들에게 굴욕적 경험으로 여겨진다. 물론 산부인과 특유의 방식이 주는 뜨악함이 있다. 우리가 병원에서 의사에게 어떠한 검사를 받는다고 하면, 혈관에 가느다란 바늘을 찔러 피를 조금 뽑아가거나 복잡하고 웅웅 대는 거대 장비 속에 들어가서 몸을 투과하는 사진을 찍는 것을 연상한다. 그리고 나면 혈액 속의 온갖 생화학적 성분들이 객관적인 숫자로 표현되고, 인체의 단면은 고해상도 사진으로 가지런히 정렬되는 방식이 의사가 의학적인 정보를 얻는 '그럴듯한' 방식이다. 조금 더 고전적인 방식이라고 해봤자, 가슴팍 여기저기에 청진기를 대보거나 목구멍 안쪽에 밝은 불빛을 비춰보는 것 정도가 연상된다.

그런데 출산 시의 산부인과 진찰, 골반 내진은 그런 종류의 검사와 전혀 성질이 달라 보인다. 여성의 내밀한 부분에 의사가 손을 넣어서 휘젓는다니! 출산 과정에서 느끼는 배신감, 당혹스러움의 첫 번째 원인으로 꼽아도 좋다. 단순히 불편하고 아픈 것을 넘어서 굴욕, 수치, 모멸감 같은 부정적 감정을 불러일으키는 의료 과정으로 간주된다

이 경험이 어찌나 굴욕적으로 느껴지는지, 많은 임산부는 '굴욕 3종 세트'라는 말로 병원 출산의 부정적 경험을 표현한다. 통상 내진, 제모, 관장이 3종 세트라고 한다. 회음부 절개도 종종 여기에 이름을 올린다. '굴욕'이 들어가는 기구는 또 있다. 산부인과 진찰대이다. 사람들은 이 의자를 '굴욕 의자'라고들 부른다. 산부인과 진찰대는 양다리를 벌린 채로 드러눕는 자세를 만들어준다. 골반 진찰이나 초음파, 분만 등에 최적의 자세를 만들어주는 도구이지만, 민망한 자세가 굴욕적으로 느껴진다는 사람들이 진찰대에 이런 별명을 붙였다. 모든 의학 분야를 통틀어서 이렇게 미움의 대상이 되는 대상은 산부인과에만 있다. 심지어 기분 나쁘다며 대놓고 손가락질하는데, 의사로서는 섭섭한 일이다.

산부인과 병원은 임신뿐만 아니라 여성질환 진료 역시 담당한다. 당연히 미혼 여성들도 산부인과에 온다. 그러니 굴욕은 임산부의 전유물이 아니다. 결국 상당수의 여성에게 '산부인과 병원은 불쾌한 일이 벌어지는 장소이며, 그곳에서의 경험은 불쾌하다'는 통념이 있다. 단순한 오해라고 치부할 수도 없다. 당사자가 불쾌하다

는 것에 토를 달거나 그 경험의 불쾌함을 부정할 수는 없으니까. 하지만 다른 의료적 행위, 이를테면 부러진 뼈에 석고붕대를 대거나 부어오른 목구멍을 진찰할 때의 불편함과는 차원이 다른 거북함은 산부인과 진료의 커다란 장애물이다.

'나의 가장 내밀한, 사적인 부위를 생판 모르는 남에게 들이밀어야 하다니! 그것도 이런 민망하고 망측한 자세로!'

쉽게 받아들일 수 있을 리 없다. 검사의 불편함을 배제하더라도, 여전히 진찰을 수치로 여기는 사람이 적지 않다. 하지만 의학이 정보를 얻는 가장 원초적 방식은 일단 쳐다보고, 만져보는 것이다. 골반 내진은 분만 상황에 대한 판단을 내릴 때 절대적인 정보를 주기 때문에 필수적이다. 내진을 안 해도 아기는 어차피 나온다고 항변할 수 있겠지만, 그렇게 따지면 의료는 아무런 의미가 없다. 자궁경부가 얇아지고 있는지, 자궁문이 얼마나 열렸는지, 아기는 어디까지 내려왔고 분만의 진행이 어느 정도인지, 내진을 통해 수많은 중요한 정보를 얻는다. 만약 골반 내진이 산모의 취향에 따라 건너뛰어도 되는 것이라면 나야말로 기필코 거부했을 것이다. 내가 아기 낳을 때 경험을 표현하자면, 골반 내진은 의사의 손이 질 안쪽 깊이 쑥 들어왔다 나가면서 내 자궁을 한 움큼 쥐어뜯어가는 것만 같았다.

'으아아아아악! 말도 안 돼, 이렇게나 아프다고?'

나는 내적 비명을 요란하게 질러댔지만 차마 입 밖으로 불평할 수는 없었다.

'내가 남들에게 이런 걸 수천 번 해온 거구나….'

산부인과 의사의 가장 큰 업보는 아프다는 불평을 참아야 한다는 데에 있다.

앞서 이야기한 것처럼 재생산 과정은 혼란투성이다. 정보를 얻을 수 있는 방법은 제한적이고, 결과의 해석은 모호하며, 통제력은 미치지 못할 때도 많다. 그렇기 때문에 의사가 경험과 직관을 총동원한 진찰로 얻는 정보는 귀하고, 다른 종류의 것으로 대체할 수 없다. 치과를 방문해서 입을 벌리지 않겠다는 환자는 없겠지만, 팬티만큼은 벗지 않고 싶다거나 다리를 벌리지 않겠다는 산부인과 환자는 많다. 하지만 의학이 신체에 대한 관찰과 탐구를 포기한다면, 더 이상 무엇을 할 수 있겠는가? 어차피 태어날 것이고 어차피 죽을 사람들을 내버려두는 것일 뿐, 아무런 도움이 될 수 없을 것이다.

20대 인턴 수련 중 비뇨기과에 파견된 나는 그 병동을 밤마다 지키는 유일한 의사였다. 나는 비뇨기과 의사가 아니었지만, 그때나 지금이나 심각한 인력난에 시달리는 비뇨기과에는 밤 동안 응급환자를 돌봐줄 전공의가 한 명도 없었다. 궁여지책으로 인턴이 비뇨기과 환자들을 진찰했다. 고환 염전이 의심되는 꼬마 아이, 성관계 중에 갑자기 음경이 아팠다는 청년, 갑자기 오줌이 나오지 않는다는 할아버지를 진료했다. 젊은 여자 의사가 심각한 표정으로 성기를 들여다보면 남자 환자들은 간혹 부끄러워하기도 했다. 드물지만 나에게 미안해하는 환자도 있었는데, 아마도 남성이 성기를 노출하는 것이 여성에게 피해를 입히는 것이라는 관념 때문이었을 것이다. 하지만 나는 여고생이 아니고, 환자는 바바리맨이 아니다. 어디까지나 의사와 환자의 관계이지, 가해와 피해 관계가 아닌 것이다.

생식기를 보이는 일은 부끄러울까? 부끄러울 수 있다. 창피한 일일까? 창피할 수도 있다. 하지만 부끄럽다고 해서 반드시 피해를 입었거나 나쁜 짓을 당한 것은 아니다. 상황이 좀 창피하고 민망스러운 것과 남에게 피해를 입는 것은 구별할 필요가 있다. 굴욕과 모욕의 사전적 의미에는 조롱하거나 억압하는 '가해자'가 등장한다. 삼전도의 굴욕이 굴욕인 것은 조선 왕을 머리 조아리게 만든 청나라 황제가 있기 때문이다. 카노사의 굴욕이 굴욕인 것은 속세의 왕을 무릎 꿇린 교황이 있기 때문이다. 반면 정상적인 의료는 가해자와 피해자의 이인극이 아니다. '굴욕'이란 단어가 유난히 산부인과 의사에게 성토의 대상이 되는 이유는 이것이다. 그 단어에 내포된 가해와 피해의 의미가 의사와 환자의 협조적 관계를 방해하기 때문이다.

과거의 의학은 여성의 신체에 대해 적극적으로 탐구하지 않았다. 가장 큰 이유는 전통적인 남성 위주의 사회에서 상대적으로 지위가 낮은 여성의 건강을 그리 대수롭지 않게 여겼다는 점일 것이다. 당시의 관점에서 여성을 치료하거나 아기 받는 일은 전통 산파들이나 하는 일이고, 고매한 신사들에게는 어울리지 않았다. 19세기에 비로소 여성의 몸도 의료의 대상이 되면서 초보적인 산부인과학이 생기기 시작했다. 그 말인즉슨 18세기까지는 여성에 대한 분별적 탐구가 없었다는 뜻이다. 19세기나 되어서야 난소와 호르몬과 같은, 남성과 대비되는 성에 따른 차이를 발견하기 시작한다. 도대체 이렇게 확연한 여성 고유의 특성을 어떻게 무시했는지 이해가 가지는 않지만, 재생산에 대한 취급도 이런 수준이었다. 의학의 아버지라고 일컬어지는 히포크라테스도 자궁은 몸 속을 떠돌아다니면서 병을 만드는 기관이라고 간주하기도 했다. 전근대 의학은 이런 개념에서 크게 발전하지 못한 채로 여성의 인체를 비밀 속에 가두고 살펴보지 않았다.

산부인과학이 생겼다고 해서 바로 상황이 나아진 것은 아니었다. 19세기에 생식기를 직접 관찰하는 기구가 고안되었을 때 의료계는 때아닌 윤리적 논쟁으로 들끓었다. 진찰 방식이 불경하며, 여성을 타락시킨다는 주장 때문이었다. (그 검사가 살려낸 수많은 환자의

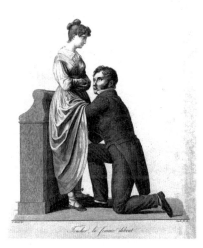

손으로 더듬어보는 19세기의 산부인과 진찰. 의사는 일부러 먼 곳을 보고 있는 것 같다. 출처: Wellcome Images

목숨은 비난자들에게 별로 중요하지 않았나 보다.) 근대적 의료 초기에도 여성을 진찰할 때에는 아주 간접적인 방법만 활용되었다. 눈으로 직접 보지 않고, 대충 더듬어 보는 것에 그치기도 했다. 부끄러움을 느낄 숙녀를 위한 사려 깊기 그지없는 진찰법이었다. 하지만 오늘 날의 시각에서 보자면, 이는 여성을 더 존중하는 방법이 아니다. 여 성이 '은밀한 부위'를 노출시키지 않아도 되게끔 우회하는 기법만 이 정답이라고 생각하지도 않는다. 어떤 문제들은 그냥 정면 돌파 해야 한다.

○

우리 아기는 양치를 무척 싫어한다. 이를 한번 닦아주려면 큰맘 먹고 해야 한다. 자지러지게 울기 때문이다. 나는 곧 고민에 빠졌다.

'아이가 거부해도 양치를 해야 하나? 이렇게 우는데? 진짜? 꼭? 매일같이?'

창피하지만, 검색창에 입력해 보았다.

'아기 양치 꼭….'

그 즉시 문장이 자동완성 되었다.

'아기 양치 꼭 해야 하나요?'

나랑 비슷한 의구심을 품은 애기 엄마들이 많았나 보다. 한 치 과의사가 인터넷에 올린 영상 속 한 마디가 기억에 남는다.

"아기가 싫어하는데도 양치를 시켜야 하느냐는 질문을 정말 많이 받습니다. 오히려 제가 양육자들에게 물어보고 싶어요. 만약 아기가 싫어한다면 밥을 주지 않을 건가요? 아기가 싫어한다면 기저귀를 갈아주지 않을 건가요?"

영상을 보고, 아기가 울어도 구강관리를 열심히 해주기로 마음을 고쳐먹었다. 지금은 아기도 습관이 되어서인지 처음만큼 칫솔질을 싫어하지 않는다. 다행히 아기는 양치를 '굴욕 솔질'이라고 부르지 않는다.

의료 행위가 대상자들에게 마음의 상처가 될 수 있다는 점, 더 나아가서 출산의 경험을 부정적으로 바꾸기도 한다는 점은 산부인과 의사들에게도 깊은 고민의 대상이다. 우리의 목적은 도움이지 가해가 아니기 때문이다. 충격을 줄이기 위해 환자에게 친절하게 대하고, 의료진이 충분히 설명하고 동의를 구해야 한다는 것은 당연하다. 하지만 그래도 엄연한 심리적 문턱이 있다. 다른 묘수를 생각해보자. 같은 여성이니 부끄러움을 덜 느끼게끔, 산부인과 진료만큼은 여성 치료자가 담당해야 하지 않을까?

산파와 마녀

이번에는 옛날이야기 시간이다. 전통적 산파와 초보적 산부인과 의사가 공존하던 중세에서 근대 사이에 일어난 일들이다. 물론 20세기 이전의 산과학을 현대의 산과학과 같은 학문이라고 할 수는 없다. 마치 점성술을 천문학이라고 할 수 없는 것과 비슷하다. 하지만 점성술을 기초로 한 우주 관찰이 현대적 천문과학의 토대가 된 것은 사실이기에, 천문학의 역사 이야기를 듣다 보면 점성술에 대한 이야기도 등장할 것이다. 비슷한 맥락에서 17세기 이전의 조산술의 역사를 따라가다 보면, 눈길을 끄는 두 건의 처형이 등장한다.

전근대 시대에 출산을 돕는 일은 전문화도 과학화도 되지 않았다. 어디까지나 경험적인 산파술의 도움 혹은 그냥 일상생활 속에서 일어나는 일이었다. 다만 순전히 여성의 일이었으며, 여성만 도와줄 수 있는 비밀스러운 일이었다. 시대와 문화에 따라 차이는 있겠으나, 전통적인 산파는 출생이라는 의식(儀式)을 관장하는 역할도 했을 것으로 추정된다. 단순히 아기를 받아주는 것 이외에도 임산부에게 안정감을 주고 아기를 축복해주는 것이 산파의 역할이지 않았을까? 대체로 지역사회에서 평판이 양호하고, 나이도 지긋해서 정신적으로 의지할 만한 여성이 산파로 활약했을 것이다.

그런데 이런 산파에 대해서는 이중적 시선이 존재한다. 일단 여성의 배가 부풀면서 태아가 자라나고 아기가 태어나는 것은 아주 신기한 일이다. 신기하면서 동시에 비밀스러운 대상은 미신과 거짓 소문의 근원이 된다. 출산이라는 특수한 마법적 상황에 더해서, 출산을 다루는 산파의 특별한 기술은 종종 경계의 대상이 되었다. 가장 극단적인 경우는 산파를 마녀로 몰아가는 것이었다. 실제로 마녀사냥이 횡행하던 중세 유럽에서는 산파를 마녀로 취급해서 사형에 처하는 경우도 있었다고 한다.

왜 산파를 마녀 취급했을까? 한 가지 가능한 설명은 약초나 인체에 대해 해박한 지식을 갖춘 자는 두려움의 대상이 되었다는 것이다. 산파는 모두 여성인 데다 대부분 경험 있는 중장년층이었을 테니, 중세 시대의 사회적 약자였을 것이다. 그런데도 특수하고 비밀스러운 지식을 점유한 집단이니 엉뚱한 소문의 대상이 되거나 시기를 사고 배척당했을 가능성이 있다. 당시의 시대상이나 세계관을 돌이켜보면 설득력이 있는 관점이다. 나이가 많은 여성이(경험), 특수한 비법을 지녔고(산파술), 신비로운 의식(출산)에 참여한다? 마녀로 몰릴 가능성이 충분하다. 이를테면 1591년 스코틀랜드의 산파 아그네스 샘슨이란 여성은 마녀로 몰려 화형당했다는 기록이 있다.

한편, 비슷한 시기인 1522년에 처형당한 남성 의사도 있다. 앞서 이야기한 것처럼, 의사들은 뒤늦게 산과학에 관심을 가지며 원래 그 영역을 굳건히 지키고 있던 산파들과 경쟁을 벌이기 시작했다. 신규 시장에 진입하려는 남성 의사들 그리고 독점 시장을 지키려는 전통적인 산파들이 옥신각신 다투면서 적지 않은 갈등이 이어졌다. 남성 의사는 자신들의 기술이 산파보다 낫다는 점을 강조하기 위해 과격한 시술마저 무리하게 시행했다.

하지만 당시의 의료 수준으로는 의사가 산파보다 나을 것이 하나도 없었다. 산파들은 수천 년간 경험적 지식과 노하우를 축적해왔고, 이것은 의사가 책으로 배울 수 없는 것이었다. 경쟁 관계인

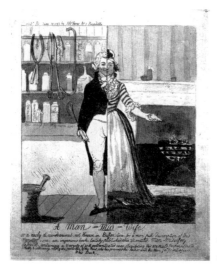

남성 의사와 여성 산파를 절반씩 묘사한 그림. 출처: Wellcome Images

산파들이 순순히 알려줄 리도 없었다. 이 두 대립 집단 간의 승강이가 이어지던 중 베르트라는 함부르크의 산부인과 의사가 (용감했는지, 무모했는지는 모르겠으나) 여장을 하고 출산 현장에 잠입해서 출산의 원리와 산파의 기술을 알아내려고 했다. 이 행위가 들통나자 그는 외설과 여성 모독 혐의로 화형당했다. 정황상 그는 일종의 산업 스파이에 가깝지 않았나 싶다.

현대인의 눈으로 보면 저런 이유로 사람을 불태워 죽이는 것은 도무지 납득할 수가 없는 일이다. 출산에 관여하다가 끔찍한 말로를 맞았다는 것 이외에도, 두 사람을 죽음으로 내몬 시대적 관념에는 공통점이 있다. 신비주의이다. 재생산 신비주의 관점에 따르면 아기 낳는 것은 꽁꽁 숨긴 장막 뒤에서 여자끼리 쑥덕쑥덕하다가 벌어지는 일이다. 그것을 굳이 관찰, 연구, 해석하는 일은 불온하며 특히나 남성이 관여했다면 모독적이다. 또한 남들은 모르는 이 거대한 미스터리에 대한 지식과 경험을 확보한 인물은 더더욱 경계해야 한다. 신비한 능력을 가진 만큼, 위험한 마녀 같은 존재다.

남자 산부인과 의사는 싫어요

16세기에 벌어진 두 건의 화형으로부터 수백 년이 지났다. 이제 재생산 지식은 여성만 독점하지 않는다. 남성 산부인과 의사가 얼마든지 있지만, 그들을 태워 죽이는 일은 없다. 한편 여성도 전통적 영역에만 머무르지 않는다. 의사가 될 수 있고 학문적 분야에 활발히 진출하는데, 마찬가지로 특별한 것을 알고 있다는 이유로 불타 죽지는 않는다. 확실히 성별의 경계는 흐려졌다. 전통적 산파 기법도 현대적 산부인과학에 상당 부분 통합되었다. 치료자 집단은 더이상 이분법적 하위 그룹으로 쪼개져 있지 않다.

하지만 산부인과의 환자들과 임산부들은 여전히 여성 치료자를 선호하는 경향이 있다. 부인암 수술처럼 위중한 치료를 받을 때는 권위 있고 나이 지긋한 남성 교수를 신뢰하는 것 같지만, 분만이나 일반 진료처럼 보편적인 영역에서는 여성 인력에 대한 선호가 뚜렷하다. 일부 극단적인 경우긴 하지만 이런 적도 있다. 한 산모가 남성 의사가 분만 시설에 들어오지 못하게 해 달라고 요청해서 (본인의 분만이 아니고 분만장 전체에 출입금지를 요구했다. 다른 산모들은 어쩌고!) 동료 의사가 정상적으로 일을 할 수 없었던 적이 있다. 내가 근무하는 병원 근처에 남성 약사가 운영하는 약국이 있는데, 남자가 산부인과 약을 지어주는 것이 불쾌하다는 항의를 받은 적이 있다. (단언컨대 남성 약사가 산모와 환자들을 진찰했을 리는 없다.) 남성 산부인과 간호사나 남성 조산사에 대한 에피소드는 없다. 애초에 그런 사람들이 존재하지 않기 때문이다.

나의 의견은 이렇다. 환자와 산모는 병원과 의사를 고를 때 나름대로 기준을 적용한다. 집이랑 가까운지, 전문성이 충분한지, 일정이 나와 맞는지, 의사의 성향이 어떠한지 등등. 산부인과 진료는 생식기를 보이는 일인 만큼, 치료자의 성별도 하나의 요소로 고려해볼 수는 있을 것이다. 하지만 성별을 절대 배척의 기준으로 삼을 필요는 없다. 큰 수술은 남성 의사가 해주길 바라는 편견도 여성 의사로서 달갑지 않지만, 재생산의 동반자를 오로지 여성으로만 한정하는 것도 별로 바람직하지 않다. 모든 의료인, 조력자, 치료자가 여성인 환경을 만들어서 환자 마음이 편해진다면야 나쁠 것은 없지만, 타고난 성별은 바꿀 수도 없는 노릇이다. 여성만 산부인과 진료에 참여하도록 강제할 수도 없다. 남자가 절반인 세상에서 여자만 된다고 선을 긋는 순간, 도와줄 수 있는 사람들의 폭은 크게 제한된다.

혹시 피카츄의 성별을 알고 있는가? 피카츄는 암컷일까, 수컷일까? 포켓몬 시리즈의 주인공, 지우의 피카츄는 사실 수컷이다. 심지어 포켓몬 세계관에서 피카츄의 성별을 구별하는 방법도 있다. 꼬리의 모양을 보면 된다. 하지만 포켓몬 마니아가 아니라면 이 사실을 모르는 사람이 대부분일 것이다. 포켓몬의 성별은 포켓몬의 능력에 비해 크게 의미가 없기 때문이다. 피카츄의 핵심은 누가 뭐라 해도 백만 볼트 전기 공격이다. 의사가 포켓몬처럼 귀엽지는 않지만, 의료진의 성별이란 문제도 사실 비슷하다. 적어도 진료실의 의사는 기능으로서 존재한다. 성별은 그렇게까지 중요한 문제가 아닐지도 모른다.

재생산 담론을 성별에 한정하는 것은 문제 해결에 도움이 되지 않을 때가 훨씬 많다. 성별로서 그 지위를 독점할 수 있는 소수 그룹에만 이득이 될 뿐이다. 같은 여자끼리 이해할 수 있어서 심적으로 좋을 수 있지 않느냐고? 양성 관리자가 모두 기능할 수 있는 문화와 여성 관리자만 접근이 가능한 문화는 질적으로 다르다. 2023년 새로 배출된 산부인과 전문의 171명 중 남성은 6명으로 6.7퍼센트에 불과하다. 여성 의사의 절대수가 많아진 이유도 있지만, 지금과 같은 절대적인 성별 격차는 남성 의사 기피 때문에 일어난 일이다. 물론 산부인과에 남성 의료진의 비율이 기이할 정도로 적다는 것이 의료 소비자들에게는 별로 대수롭지 않을지도 모르겠다. 하지만 이는 한편으로 여성 신체와 재생산에 대한 은폐와 차단의 결과이기도 하다. 그래서 내게는 그리 바람직하지 않아 보인다.

꼭 남성 의사만의 문제가 아니다. 가족계획을 세우고, 수태에 관여하고, 장기적 파트너십에 일조하고, 양육을 분담하는 것은 엄연히 양성의 일이다. 특정 성별만 배제한다면 어떻게 될까? 접근할 수 없는 것에 대해서는 알 수 없고, 알 수 없는 것에 대해서는 이해도 할 수 없다. 오히려 차단된 상황에서는 출산 관련 의제를 공적 영역으로 끌고 나오기 어려울 것이다. 현실에는 엄연히 양성이 존재하며, 공적 문제를 다루기 위해서는 성별을 가리지 않고 사회 구성원을 아우르는 합의가 필요하다. 나는 출산에 관여하는 모든 일을 여성에게만 맡길 정도로 폐쇄적인 사회에서 임신과 출산에 대한 다각적 지원과 이해가 진정으로 발전하기는 어렵다고 생각한다. 재생산은 우리가 새로운 인간을 만들어내는 유일한 방법이다. 이 중대한 과업에는 뺄셈이 아니고 덧셈이 어울린다. 더 많은 사람이 재생산에 관심을 기울이고, 적극적으로 기여할 수 있는 문화를 기대해본다.

불편하고 고생스러운 병원

우리 아기는 늦은 저녁에 태어났다. 분만실에서 아기와 짧은 첫인사를 나눈 후, 나머지 입원 기간을 보내게 될 병실로 자리를 옮겼다. 내가 출산한 병원은 모자동실 병원이었다. 신생아가 신생아실에만 따로 모여 있는 것이 아니고, 엄마 아빠가 입원 기간 동안 병실에서 직접 아기를 돌보는 방식이다. 엄마와 아기가 함께 있는 것은 모유 수유와 애착 형성 등에 유리한 방식이다. 거기까지는 좋은데, 일반 병실은 다인실이라는 것이 복병이었다. 당시 6인 병실에는 산모뿐만 아니라 남편들 그에 더해서 아기들까지 있었다. 신생아 중엔 쌍둥이 아기도 있었기 때문에 병실엔 거의 20명이 바글바글한 상황이었다. 한 공간을 이렇게 여러 사람이 나누어 쓰자니 프라이버시와 편리함은 기대하기 어려웠다.

지친 몸을 누인 환자용 침대는 예상보다도 더 불편했다. 허리가 아파 도저히 견딜 수가 없었기에, 남편이 자기 몫으로 가져온 침구를 모조리 나에게 양보해야만 했다. 얄팍한 커튼 너머로 아기 한 명이 울기 시작하자 그 옆 칸의 아기도 울고, 또 다른 아기들도 울었다. 어떤 아기 아빠는 피로에 지쳐 코를 골았다. 밤새 환자를 확인해야 하는 간호사들의 움직임과 몇몇 의료 장비의 기계음이 들렸다. 나는 그 소음의 오케스트라 속에서도 정신을 잃고 잠이 들었다. 새벽에 누군가가 빈혈을 확인하기 위해 피를 뽑아갔고, 또 다른 누군가가 팔을 죄어서 혈압을 재는 것이 느껴졌다. 자궁이 제대로 수축하고 있는지 확인하기 위해 배를 꾹꾹 눌러대는 와중에도 비몽사몽이었다. 아침이 되어 일어나 보니, 비로소 보호자 침대에 송장처럼 굳어 있는 남편을 발견했다. 나도 선잠을 자느라 몰골이 말이 아니었는데, 남편은 더해 보였다.

"괜찮아? 이불이 없어서 어떡해. 밤에 못 잤지?"

얼굴이 회색이 된 남편이 쉰 목소리로 겨우겨우 입을 뗐다.

"자기야, 우리… 1인실 가면 안 될까?"

알고 보니 남편이 누운 자리는 침구나 소음은 문제로 삼을 수 없을 정도로 다른 고충이 있었다. 보호자 침대는 폭이 너무 좁아서 덩치 큰 남편은 어깨가 바깥으로 삐져나왔다. (나중에 들은 말에 따르면 양손이 바닥에 닿았다고 한다.) 퇴원하고 산후조리원에 자리를 잡은 날, 남편은 아기가 태어난 것보다 제 몸을 온전히 뉘일 수 있다는 것에 더 기뻐하는 것처럼 보였다.

○

출산의 고통과 따로 떼어 놓고 생각해 보아도, 병원 생활 자체가 고생스럽다. 입원은 불편투성이다. 마음대로 거동하지 못하고, 옷도 내 마음대로 못 입는다. 피를 수시로 뽑아가고, 혈압과 체온 맥박 등 신체 상태를 수시로 확인해야 하기에 원하는 대로 편하게 휴식을 취하기도 힘들다. 대부분의 병실은 다인실이기 때문에 프라이버시는 기대할 수 없다. 편안한 내 집과 달리, 공동 냉장고와 공동 화장실을 써야 한다. 그렇다, 입원은 정말 힘들다. (우리 부부처럼 병원에서 쪽잠 자는 것엔 이골이 난 사람들에게도 그랬다.) 아기를 낳느라 체력 소모와 통증이 심한 상황이 아니었다고 해도, 며칠간 병원 신세를 지는 것은 극히 고생스러운 일이었을 것이다.

게다가 아기를 낳는 민감한 시점에서 사람들은 본능적으로 안정감을 추구하기 마련인데, 낯선 사람 여럿을 대면하는 것도 스트레스 요인이 될 수 있다. 이를테면 출산 다음 날 새벽에 피를 뽑아간 사람은 임상병리사였을 것이고, 체온과 맥박을 확인한 사람은 간호사였을 것이다. 자궁 수축과 출혈 상태를 확인한 사람은 전공의이다. (그리고 이들은 밤낮으로 당번이 바뀐다.) 분만도 다른 의료 과정처럼, 담당 의사 이외에 많은 사람들이 관여한다. 이런 일군의 사람들은 병원이라는 고도로 전문화되고 분업화된 공간에서 필수적 인력이다. 하지만 산모 입장에서는 예민한 상태에서 자꾸 모르는 사람에게 몸을 맡기는 것이 불안을 야기할 수도 있다.

병원에서의 출산이 일부 산모들에게는 무척 부정적인 경험이 되기도 한다. 나는 병원 출산의 부정적 느낌을 한 겹씩 떼어서 해석하려고 노력하는 중이다. 산부인과는 필연적으로 생식기 노출이 발생하기 때문에 부정적 경험이 되기도 한다. 차가운 이미지의 의료적 개입이 재생산의 자연스러움과 어울리지 않는다는 거북함도 있을 수 있다. 출산이라는 개인적이고 내밀한 영역에 남성 의료인이 개입하는 것에 불편함을 느끼기도 한다. 그리고 또 하나의 층위는 병원, 그 자체이다.

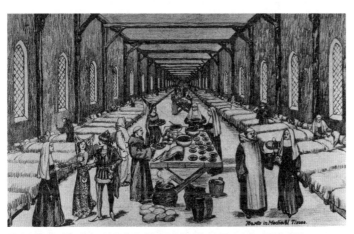

중세 영국의 병원. 내가 6인실에 대해 품었던 불만을 쏙 들어가게 만든다. 출처: Wellcome collection

병원은 태생적으로 불편하다. 특수한 목적을 위해 자율을 양보하고, 신체를 허용하는 공간이다. 이 점이 출산이라는 극적인 경험과 결합하면 재생산 경험 전체가 부정적으로 돌변할 수 있다. 그러니 병원이라는 곳이 역사적으로 어떤 의미를 갖는지 살펴보는 것이 좋겠다.

서양식 병원의 기원은 보통 종교 시설에서 찾는다. 종교인들이 가난하고 아프고 병든 자들을 집단적으로 돌볼 장소를 마련한 것이다. 출발부터 집으로 주치의를 부를 수 있는 귀족 계층의 돌봄과 대비된다. 귀족들은 사적인 공간에서 치료자에 의해 개인화된 돌봄을 받았다. 반면 자선 시설은 가난한 사람 여럿을 동시에 돌봐줘야 하므로 병동이라는 공간이 생겨났고, 이런 장소들은 중세까지도 종교인들에 의해 관리되었다. 근대 이전에는 전문화된 의술이라고 할 만한 것이 마땅치 않았기에, 병원이 되었건 귀족 저택의 응접실이 되었건 치료의 수준은 큰 차이가 없었을 것이다.

16세기에 이르자 유럽에서 종교와 분리된 속세의 병원이 탄생한다. 여전히 병원은 공동 시설이었는데, 문제는 점점 근대화가 진행되면서 유럽 주요 도시들의 인구가 폭발하기 시작했다는 것이다. 대표적인 곳이 런던이다. 산업 혁명이 빠르게 진행하던 18세기 런던을 떠올려 보자. 사람들이 빽빽이 모여 살았고, 빈민층은 노동 착취와 불안정한 거주지에 시달렸다. 오염과 전염병이 흔할 수밖에 없었다. 도시 빈민들은 많은 병을 앓았고, 병원은 이 많은 사람들을 감당해야만 했다. 쾌적함과는 가장 거리가 멀었다. 단순히 단체 생활 때문에 생기는 불편을 넘어서, 병원이 바로 병을 키우는 장소가 되었다.

근대가 되어 초보적인 의료인 집단이 등장하기는 했지만, 여전히 소독이나 위생 개념이 없었던 것이 큰 문제였다. 밀집된 공간에서 환자들끼리 서로 전염병을 주고받았고, 소독도 하지 않은 채로 어설프게 시도한 외과 수술이 수많은 사상자를 낳았다. 결국 과밀화, 도시화는 병원을 악명 높은 죽음의 장소로 만들었다. 의료가 현대의 우리가 기대하는 것과 비슷한 능력을 발휘하기 시작한 것은 마취의학, 미생물학의 발전과 항생제 발견으로 커다란 과학적 도약이 이루어지고 난 이후이다. 따지고 보면 그리 오래되지 않은 일이다.

○

시간을 건너뛰어 오늘날로 돌아오자. 21세기 부자는 집으로 의사를 부를까? 이제는 아무리 돈이 많고 힘이 센 사람도 병원으로 와야 한다. 의사의 인건비 정도야 대수롭지 않겠지만, 병원이라는 특수한 장소가 현대적 기술과 의료 시스템이 집중된 곳이기 때문이다. 의학은 과거의 도제식, 경험적 방식을 넘어서 근거 중심주의를 추구하며 비약적으로 발전했다. 의사는 이제 왕진 가방 하나 덜렁 짊어지고 다니는 사람이 아니고 거대한 영상 장비와 최신 진단 기법, 간호 인력과 전문 기술자의 지원을 받아야 한다. 병원은 소독과 위생 개념을 동원해서 환자를 적절하게 관리하며 분리하고, 비용을 추가로 부담한다면 개인 공간을 보장받을 수 있는 곳으로 변모했다. 병원은 대다수의 현대인이 생을 마감하는 곳이며, 특권층도 일상적으로 방문하는 곳이 되었기에 과거와 달리 계층적 보편성도 생겼다.

이렇게 병원의 많은 부분이 달라졌음에도 한 가지는 변하지 않는다. 어쨌든 병원은 다중 시설이다. 학교나 대중교통 수단처럼 지켜야 하는 규칙이 있다. 생판 모르는 사람을 옆에 두고 잠을 자야 하고, 익숙하고 편안한 장소도 아니다. 게다가 현대인들의 사적 공간 개념은 과거보다 훨씬 견고해졌다. 그러니 18세기 런던보다는 나아졌다고 해도, 병원은 여전히 개인을 '충분히' 배려하지는 못한다.

그렇다면 장소를 바꾸어 보자. 집에서 분만하는 것은 어떨까? 실제로 몇몇 국가에서는 조산사를 집으로 불러 출산하는 문화도 흔하다. 병원 출산에 비해서 가정 분만이 더 위험한 것은 아니라는 연구도 있지만, 출산에 위험 요소가 있다면 집에서 태어난 출생아의 사망률이 더 높다는 연구도 있다. 미국 산부인과학회는 이를 두고 "병원이 가장 바람직한 환경이지만, 당사자가 충분히 상황을 이해한다면 가정 분만에 대한 개인의 판단을 존중해야 한다"는 의견을 냈다. 물론 나도 비슷한 생각이다.

출산이 꼭 입원을 해야만 하는 일인지에 대해 의견이 갈릴 수 있다. 나는 의사이니 병원 출산이 너무나도 당연하게 느껴지지만, 출산의 의료화가 지나치다는 입장이라면 이렇게 말 할 수도 있을 것이다. 불편을 감수하면서 병원에서 애를 낳는 이득이 있을까? 아무래도 재생산은 질병보다는 정상에 가까워 보이기 때문이다. 암이나 중병이라면 모를까, 고작 애 낳는 것에 병원이 유발하는 불편과 호들갑을 감수하고 싶지는 않다. 입원 생활의 고단함을 생각해보면, 병원이 보장하는 이익의 크기가 불편의 크기보다 커야 말이된다. 과연 그럴까?

임신이 병은 아니잖아요?

임신은 병일까? 임산부는 환자일까? 일단 임신과 출산을 질병이라고 할 수는 없다. 정상적인 과정이기 때문이다. 의학에서는 인체의 정상 기능이 작동하는 상태를 '생리적'이라고 한다. 반대말은 '병리적'이라 하는데, 병적이며 비정상이라는 뜻이다. 그렇다면 임신은 병이 아니니까 병원과 의사는 필요가 없느냐? 하면, 그건 또다른 이야기이다. 앞서 설명한 바와 같이 임신과 출산은 신체의 급격하고 심대한 변화를 야기하며, 그 과정에서 예측 불가능한 돌발변수가 많이 생기기 때문이다. 임신은 질병은 아니어도, 잠재적 위험이 언제나 존재하는 상황이다. 좀 더 의사답게 말하자면 생리적이면서 동시에 병적 잠재성이 있다고 해두겠다. 둘 중 하나로 정하면 참으로 편리할 텐데, 그렇게 간단하지가 않다. 임신과 출산은 두가지 속성이 동시에 혼재되어 있다. 그렇기 때문에 '병이 아니니까 병원이 필요 없다'는 이분법으로 접근할 수 없다.

'나는 튼튼한 데다 건강한 아기를 낳을 건데 웬 환자 취급이람? 아기 낳는 게 비정상이야?'

불편의 크기를 감안해보면 이런 생각이 드는 것도 당연하다. 하지만 병과 정상을 나누기 전에 위험의 크기로 관점을 달리 해보자. 질환은 위험이 큰 상태이고 신호등으로 따지면 적색 신호다. 건강은 위험이 적은 상태이고, 녹색 신호등이다. 보통의 상황이라면 의사는 적어도 주황불이 켜져야 호출되곤 한다. 일반적인 신체 상태는 초록에서, 연두에서, 노르스름한 빛에서, 노랑에서, 주황에서, 진홍에서, 빨강까지 단계적으로 변하기 때문이다.

그런데 임신과 출산은 적은 위험에서 큰 위험 쪽으로 순식간에 상황이 급변할 수 있는 특수한 상황이다. 눈 한 번 깜박이고 나면 초록이 어느새 빨강이 되어 있다. 따라서 그러한 위험 신호를 조금이라도 미리 알아차리고, 최대한 억제하고, 안전 범위 안에서 관리하는 것이 이상적인 의료이다. 아직은 초록불이어도 임산부와 태아의 상태를 자주 확인하고, 행여나 신호등이 노래질까 봐 상시 긴장하고, 주황불이 켜지는 순간 우당탕탕 일 초를 다투며 숨 막히는 응급 수술을 해야 하는 것이 산과 의사의 숙명이다.

산부인과 진료는 최소한의 보험이다. 오늘 당장 운전 사고가 나지 않더라도 자동차 보험이 상시 필요한 것과 비슷하다. 출산 상황에서 이런 안전장치가 아주 많지만, 하나만 알아보자. 대표적인 것이 정맥 수액(흔히 말하는 '링거'다)이다. 수액은 다행스럽게도 굴욕과는 아무런 상관이 없다. 임산부가 무척 싫어하는 다리 벌리는 자세를 취하지 않아도 얼마든지 맞을 수 있다. 그런데도 출산 시에 수액다는 것을 내키지 않아 하는 경우가 적잖이 보인다. 개인적 추측이긴 하지만 정맥 수액 연결이 환자성을 상징하기 때문인 것 같다. 주렁주렁 매달린 수액 주머니가 있고, 거기서 정체 모를 액체가 똑똑 떨어져서, 내 혈관으로 방울방울 투입되는 광경은 '정상'에서 '환자'가 된다는 일종의 선언 같은 것이다. 게다가 출산 시에 맞는 수액은 바늘이 굵어서 연결할 때 꽤나 아프다. 그랬다. 나도 엄청 아팠다.

아기 낳기 위해 입원한 날이었다. 슬리퍼를 신고 환자복을 갈아입는 평범한 일들도 어쩐지 가슴이 두근거렸다. 내가 몇 년간 일한 익숙한 분만실에다 익숙한 절차인데도 그랬다. 이제 굵은 카데터로 주입되는 수액 연결을 할 차례였다. 팔을 걷어서 간호사에게 내밀었다. 그런데, 으악! 따끔하니 혈관이 터지는 느낌이 났다.

"에구, 선생님, 죄송해요…."

간호사가 미안해했다. 안면이 있는 사이라 아무렇지 않은 척 괜찮다고 했다. 으악! 그런데 두 번째에도 혈관이 터졌다. 눈물이 핑돌았다. 하지만 뭐든지 쿨 하게 애를 낳아야 진정한 산부인과 의사라는 이상한 강박관념 때문에 차마 티를 못 냈다. 두 번을 연달아 실패하자 간호사가 본격적으로 난처해하기 시작했다. 세 번째 시도만에 혈관 주사가 연결되었다. 당시 양 팔에 생긴 시퍼런 멍 자국은 꽤나 오래갔다.

잠깐, 그런데 수액 없이도 애 낳을 수 있을 텐데, 꼭 필요한 것일까? 양분이나 약물 주입 때문에 정맥관이 필요하다면, 가느다란 바늘을 쓰면 안 되는 것일까? 굵은 바늘은 살갗을 찌를 때 더 아프고, 혈관이 터지기도 더 쉽다. 의료진에게도 좀 더 까다롭고, 임산부에게는 아프고 불편한 일이다. 그렇다면 왜 굳이 출산을 앞둔 임산부에게 굵은 바늘을 쓰는 것일까? 이유는 바로 출혈 때문이다.

분만은 어느 정도까지는 피가 나는 일이다. 정상을 벗어나서 아주 많은 양의 피가 나는 경우도 종종 생긴다. 산후 출혈이라고 부르는 상황이다. 만약 산후 출혈이 발생한다면 신속한 혈액과 수액 보충을 위해서 산모에게 특별히 굵은 관 연결이 필요하다. 이미 피가 나는 상황에서 허겁지겁 수액 연결을 시도하는 것은 한참 뒷북이다. 심한 산후 출혈의 경우에는 사람 몸에 수도꼭지를 달아 놓은 것처럼 피가 쏟아진다. 출혈의 원인을 찾아서 고치는 동시에 이 밑 빠진 독을 채워 넣지 않으면 오래 버티지 못하고 죽을 수 있다.

실제로 지금도 의료가 미비한 지역에서는 산후 출혈로 인한 임산부 사망이 드물지 않다. 매년 1400만 명이 산후 출혈을 경험하며, 그중 7만 명은 목숨을 잃는다. 모든 임산부가 경험하는 보편적인 일은 절대 아니지만, 중증도를 생각하면 무시할 만한 비율도 아니다. 비록 과정이 불편해도, 위급 상황에 꼭 필요한 안전장치를 갖고 있는 것이 낫다.

수액, 태아 감시 장치, 항생제, 소독을 비롯한 출산에 동반된 의료 행위는 사람에 따라서 과하다고 느끼기도 한다. 지금 눈앞의 초록불만 보자면 그럴 수 있다. 임신이 질병이 아니니 거추장스러운 절차가 필요 없다고 치부하기에는 출산은 어찌 될지 모르는 돌발이 많다. 두 명의 생명을 책임져야 하니 목적지까지 안전벨트를 꼭 매줘야 한다.

이것은 조금 다른 이야기지만, 우리 사회에는 수월성에 대한 강박이 있는 것 같다. 이왕이면 평균보다 더 잘나야 한다. 남에게 폐를 끼치는 것은 모자란 사람들이나 하는 일이다. 그래서 '병자 취급'이 주는 상당한 위압감이 있다. 병을 앓으면, 제대로 된 사람 구실을 못 하고 꼼짝없이 남에게 신세나 끼치는 꼬락서니로 전락하게 된다. 수월성 강박은 환자가 되는 것을 일종의 지위 추락으로 받아들이는 질병 공포로 이어진다. 병을 불행하며 결함이 있는 상태라고 간주하면 환자 취급은 진절머리 나는 것이 되고, 의사는 자꾸 괜한 불편만 만들어내는 호들갑쟁이들로 보인다.

임산부가 취약성을 가진다는 것은 임산부의 기질이 나약하거나 인격적으로 결함투성이임을 의미하지 않는다. 오히려 우리가 인생의 모든 순간에 무쇠처럼 강건할 것이며, 심신의 상태가 매끈하게 균일할 것이라는 기대가 틀렸다. 누구나 그 언제라도 환자가 될 수도, 병이 생길 수도, 장애를 입을 수도 있다. 임신이 병이 아니라면, 늙는 것도 병이 아니다. 그런데 왜 고령층에게 단지 나이가 많다는 이유로 더 많은 의료 지원이 돌아가는가? 지하철에는 왜 임산부 배려석이 있는가? 어린이의 예방접종은 왜 무료인가?

임산부의 야근, 과로를 (원칙적으로) 금지하고 출산 휴가를 부여하는 것은 출산율에 기여하는 국가적 영웅에게 하사하는 포상금이 아니다. 실제로 임산부가 혹독한 환경에 더 크게 영향을 받으며, 출산 후에는 회복 기간이 필요하기 때문이다. 취약성에 대한 혐오나 노약자에 대한 타자화는 바람직한 자세도 아닐뿐더러, 자기 발등을 찍는 일이다. 임신과 출산처럼 보편적인 일도 육체적으로 상당한 불편을 초래할 수 있다. 게다가 인생의 초기, 아기 시절은 모든 사람이 엄청나게 연약하고 의존적이었다.

말은 이렇게 하지만 솔직히 인정하자면, 나 자신이야말로 '나는 의사, 당신은 환자'라는 이분법 안에 가장 강하게 갇혀 있던 사람이다. 나는 도움을 주는 사람이니 남의 도움은 필요하지 않다는 꽉 막힌 생각을 갖고 있었다. 부끄럽게 생각하며, 지금도 반성하고 있다. 임신 중 아기에게 이상이 발견되면서 내 마음 속 경계선이 지워지게 되었다. 사람은 살다 보면 약해질 때도 있고, 크고 작은 도전을 만나며, 타인의 도움이 필요한 순간이 있다.

나는 만삭이 되기 전까지는 횡단보도를 제 시간에 건너는 것조차 누군가에겐 어려울 수 있다는 사실을 몰랐다. 하필이면 내 아기가 심장 문제가 생길 줄 몰랐다. 아기를 키워내는 것이 그렇게 많은 배려와 도움이 필요한 줄도 몰랐다. 우리의 삶에서 정상과 비정상은 무 자르 듯이 깨끗이 나누어 떨어지지 않는다. 특히 출산은 안전과 위험이 공존하는 상태이다. 그래서 산부인과학은 무게추를 안전 쪽으로 조금이라도 끌어오는 것이 목표이다.

무너지는 출산 인프라

혹시라도 이 글을 읽는 산부인과 동료들이 토라져 있을까 봐 일단 변명을 좀 해야겠다. 내가 앞선 단원에서 입원의 고단함을 묘사했지만, 이는 병원이라는 공간이 유발하는 불편함만 일부러 분리해서 본 것이지 산부인과 진료의 가치를 깎아내리려는 의도는 아니었다. 수많은 의료 행위에는 다 이유가 있다. 산부인과는 산모와 태아의 안전을 확보하는 것이 최우선 목표이다. 사소한 불편이야 아기와 나의 건강에 비하면야 정말이지 아무런 문제도 아니었다. 애써준 의료진 덕분에 무탈하게 아기를 낳을 수 있었다는 것에 지금도 커다란 안도감과 고마움을 느낀다.

의료화된 출산이 갖는 단점도 있겠으나, 이를 극복하는 것은 앞서 살펴본 다른 어려움에 비해 상대적으로 쉬워 보인다. 임신과 함께 사람 몸이 변하는 것이야 어쩔 수 없다. 출산의 가변성, 통제 불능은 아직 완전히 해소할 수 없다. 이런 점들은 재생산 자체의 속성이기 때문에 아직은 감수해야 하는 부분이다.

병원은 어떨까? 산부인과는 문명의 산물이니 이것이야말로 가장 바꾸기 용이한 것 아닌가. 현실적으로 절대 다수의 출산이 병원에서 일어난다. 재생산 경험이 충분히 만족스러우려면, 병원과 그 종사자들도 노력하는 것이 당연하다. 물론 최우선 사항은 양질의 의료이다. 하지만 그 밖에도 재생산 경험의 질을 높이는 데에 도움이 될 만한 요소들은 다양하며, 실제로 경험의 질적 향상을 위하여 노력을 아끼지 않는 산부인과 및 의료진이 많다. 그도 그럴 것이 병원도 엄연히 경영이다. 소위 잘 나가는 병원이 되려면, '소비자'들에게 받는 평가와 입소문에 무척 민감하게 응대해야 한다. (의사도 식당 사장님처럼 리뷰에 스트레스를 받는다.)

예를 들자면, 전담 의사가 산전 검진부터 출산까지 책임지는 시스템은 산모 입장에서 정서적 안정감을 느낄 수 있을 만한 것이다. 의료진이 시간을 들여 상황을 친절히 설명하고, 분만 과정에서 되도록 선택권을 보장하는 것도 경험의 질 향상에 유익할 것이다. 산모가 여성 의사를 선호하기에 분만 병원은 여의사를 확보하는 데 열을 올리기도 한다. 입원 기간이 편안하도록 시설과 장비를 고급화하거나 출산 축하 선물을 한 꾸러미 안겨주는 병원도 있다. 임신과 분만에 대한 충분한 사전 교육을 통해 개인의 자율성을 확보하는 것도 괜찮은 방법이 될 것이다. 산부인과학은 19세기와 20세기를 거치며 죽음과 맞서고 고통과 싸워서 승리를 얻어내는 괄목할 만한 성과를 얻었다. 당연히 그 다음 단계는 활발한 연구를 통해 지식의 지평을 넓히고, 개개인이 만족스러운 재생산 경험을 누리는 것까지 꾀하는 것이다.

하지만 민망하게도 그와 같은 이상은 꿈같은 이야기일지도 모른다. 오늘날 한국의 분만 병원이 향상된 재생산 경험을 위해 노력해야 한다는 것은 뜬구름 잡는 순진한 소리가 되었다. 발전을 운운하기에는 산부인과가 너무 모자라다. 21세기 대한민국에서 임산부가 산부인과를 찾아 헤매다 타 지역에서 원정 출산을 해야 하는 일이 드물지 않게 생긴다.

애초에 분만 인프라가 존재해야 질적 관리도 가능하고, 다자간 경쟁 속에서 임신부의 선택권도 폭넓게 보장 가능하다. 그러나 현실은 그렇지 않다. 돈 얘기를 꺼내면 인기 없는 의사가 되겠지만, 웬만한 일은 다 비용이 든다. 산모의 전담 의료진이 출산을 위해 밤낮으로 대기하는 것은 (의사의 헌신은 물론이거니와) 추가적 비용이 든다. 고급 시설도, 개별 관리도, 사전 교육도 다 돈이 든다. 반면 표준적 의료 절차에 매겨지는 비용은 국가 차원에서 엄격하게 정해져 있기에 결과적으로 한국의 병원 출산이 다양한 욕구에 호응하기 어려운 구조라는 것은 아쉬운 부분이다.

비용이 값싼 것은 장점도 있지만, 최소 비용만으로 얻을 수 있는 효용에는 한계가 있다. 오히려 경영난에 몰린 산부인과들이 줄줄이 폐업하며 분만 취약지가 너무 많아져 불편과 건강권 침해가 증가했다. 10년 사이에 분만 병원의 3분의 1이 없어졌고, 분만 가능한 병원이 단 1개도 없는 지자체가 전국에 50군데가 넘는다. 2022년 우리나라 250개 자치구 중 108개 자치구가 분만 취약 지역이다. 분만 취약지역은 모성사망비(임신·출산 관련하여 사망하는 여성의 비율)가 더 높다. 이제는 훌륭한 서비스를 바라는 것은 둘째치고 아기를 낳으면서 최소한의 의학적 조치를 받을 수나 있을지 염려해야 하는 지경에 이르렀다.

산부인과는 아기 낳을 때만 가는 곳이 아니고, 임신 시점부터 주기적으로 오랜 기간 방문해야 한다는 점을 떠올려 보자. 1년 동안 적어도 10번 이상은 와야 한다. 거주 지역에 산부인과 병원이 없다는 것은 임산부에게 무척 심란한 일이다. 게다가 임산부가 전체적으로 고령화되고 있기 때문에 집중 관리를 필요로 하는 고위험 산모의 비율은 갈수록 높아지고 있다. 신생아 중환자실 치료가 필요한 조산아의 비율도 늘어나고 있다.

더 촘촘한 산과·소아과 의료가 그 어느 때보다 절실히 필요한 시점에 의료 인프라가 빈약해지는 것이 걱정스럽다. 미래의 산모가 병원 출산에 불만족스러웠다면, 아마 그 첫 번째 원인은 병원의 부재가 될 것이다.

안타까움에 늘어놓은 이야기지만, 사실 나는 입이 열 개라도 할 말이 없는 입장이다. 나의 근무지는 분만 병원이었는데, 임신 후에 사직했다. 분만 병원은 업무의 특성상 육체적 요구도가 높고, 야간 근무가 많으며, 무엇보다 산모와 아기에 대한 책임이 막중해서 스트레스가 심하다. 아무리 철저하게 일해도 언젠가는 돌발 변수가 생길 것이라는 불안감 때문에 매일 살얼음판을 걷는 것 같았다. 근처의 산부인과가 사고로 폐업하고, 아는 의사는 소송으로 망했다는 소식이 이어졌다. 고민 끝에 분만을 받지 않는 병원으로 이직을 했다. 내가 돌보던 산모들에겐 미안했지만 남의 아기보다 내 아기를 먼저, 다른 산모보다 나라는 산모를 우선으로 하고 싶었다.

'나만 의사인 거 아니잖아? 나보다 산모 더 잘 보고, 분만 더 잘할 의사가 대신하면 되지.'

그런데 고되고 어려운 일은 나만 피하고 싶었던 것이 아니었다.

책임은 막중한데 보상이 적다는 이유로 산부인과는 기피 과가 되어서, 이제 후배들은 그 수가 더 적어졌다. 꼭 내가 아니어도 누군가 해줄 일이라며 도망치긴 했지만, 과연 언제까지 그 누가 발 벗고 나서서 맡아 줄지는 모르겠다.

○

병원이 주는 어쩔 수 없는 불편과 어려움에 나 자신도 임산부로서 깊이 공감한 바 있다. 병원엔 항상 사람이 많아서 매 진료마다 무척 오래 기다려야 했다. (의사라고 해서 먼저 봐주는 일은 한 번도 없었다.) 그에 비해 진료 시간은 상대적으로 순식간이다. 방문객 입장에서는 충분하지 않다고 느낄 법하다. 의료진은 늘 너무 바빠서, 뭔가 질문하고 요청하기가 쉽지 않다. 무거운 몸으로 뒤뚱뒤뚱 소변검사실, 초음파실, 진료실, 혈액검사실로 컨베이어 벨트처럼 정신없이 옮겨 다녔다. 수월한 분만이었음에도 불구하고 입원 기간이 고달팠던 것은 말할 것도 없다.

임산부가 되어 경험해보니, 아마 의사로서 나도 모르는 사이에 임산부에게 불편을 초래하거나 마음에 상처를 입혔을 수도 있겠다는 생각도 들었다. 개인의 상황이나 성향에 따라서, 병원 출산은 부정적인 경험이 되기도 한다. 나는 여전히 병원 출산이 현 시점에서 임산부에게 가장 좋은 선택지라고 생각하지만, 그렇다고 해서 지금의 모습이 최선이라고 생각하지는 않는다. 더 나은 재생산 경험을 위해서 변화하고 발전할 수 있는 여지가 분명히 있으며, 그렇게 하는 것이 마땅하다. 하지만 출산 인프라가 무너져 그러한 노력마저 반영할 수 없다면, 더욱 슬픈 일이다.

위험의 계절감

임신 합병증이나 임신 관련 질환의 종류를 굳이 길게 열거하고 싶지는 않지만 사실 그런 일도 종종 발생한다. 이를테면 만삭이 되지도 않았는데 자궁 수축이 발생하는 조기 진통은 비교적 빈번하고, 심각한 경우 몇 달간 꼼짝없이 입원 신세를 진다. 아기가 지나치게 일찍 태어나는 일, 즉 조산을 방지해야 하기 때문이다. 자궁 수축을 조절해주는 약물은 조산을 예방하니 아기에겐 도움이 되겠지만 부작용으로 엄마인 임산부를 괴롭게 만드는 경우도 많다. 축복과 기쁨으로 가득 채워도 어려움이 있는 것이 임신인데, 합병증으로 고생하고 가족과 떨어져서 병원 신세를 지게 되면 스트레스가 만만치 않다. 병원에 짧게는 며칠, 길게는 몇 달 동안 발이 묶여 있는 조기 진통 산모들을 보면 생각이 든다. 얼마나 힘들까.

그런데 그런 산모들이 의외로 입 밖으로 불평을 더 많이 하지는 않는다. 특히 불편한 병원 생활도 놀라울 정도로 잘 참아낸다. 나와 남편이 2박 3일 만에 나가떨어졌던 그 입원 말이다. 행여나 자궁 수축이 생길까 봐 거동도 알아서 조심한다. 아기를 생각하는 마음엔 초인적 능력이 있다는 이야기가 맞는 것 같다.

불편과 부자유를 견디는 이유는 그럴 만하기 때문이다. 고위험 산모는 병원이 주는 이득이 아주 크다. 신체 상태를 의료진이 상시로 체크한다. 신생아 중환자실이 있어서 만에 하나 조산의 상황에 대응할 수 있다. 산부인과 의사와 소아과 의사도 언제라도 달려온다. 의료 장비와 약물, 기구가 준비되어 있다. 집에서는 기대할 수 없는 것들이다.

이렇게 위험 요소가 있는 임신을 고위험 임신이라고 부른다. 임신은 모든 것이 양호해서 초록불이 들어와 있을 때에도 의사가 주의 깊게 들여다보는 특수한 상황이지만, 고위험 임신은 초록불에서 경고등 쪽으로 신호가 바뀐 상태이다. 임신과 출산에 위험 요소가 하나라도 있다면, 병원 출산 이외의 대안은 없다.

한편, 병원 출산과 대비되는 것이 가정 출산이다. 가정 출산, 조산원 출산, 자연주의 출산을 선택하는 사람들은 저위험군일 것이다. 나는 종종 가정 출산에 대한 수기를 읽는다. 사실 우리나라는 병원 출산이 접근성이 좋고, 비용이 워낙 저렴하기에 고위험이든 저위험이든 병원 출산이 보편적인 선택이다. 가정 출산을 선택했다는 것은 무언가 사연이 있었다는 뜻이므로, 산부인과 의사로서 이런 선택을 한 산모들의 마음이 궁금하다. 이유를 파악해 보는 것은 나에게도 필요한 일이니까.

가정 출산 선택은 대개 복합적 이유이지만, 분만 취약지에 사는 사람들에게는 산부인과 방문이 여의치 않은 것도 큰 문제가 된다.

출산을 맡아줄 병원이 점점 줄어들다 보니, 집 근처에 병원이 없는 것이다. 산부인과가 너무 적어서, 원하는 출산 방식이나 분위기를 고를 수 없는 경우도 있다. 그 밖에도 굴욕 3종 세트가 싫을 수도 있고, 특별하고 자연스러운 방식을 시도해 보고 싶을 수도 있다. 세세한 것까지 직접 선택할 수 있는 출산 분위기를 중시할 수도 있다. 나는 본인의 자유의사도 안전 못지않게 중요하다고 생각한다. 그런 면에서 납득할 수 있다.

하지만 한 수기를 적은 부부의 사정은 나로서는 이해할 수가 없었다. 산부인과 검진을 받지 않고 그냥 집에서 아기를 낳은 부부였다. 예상할 수 있듯이, 임신은 병이 아니니 병원에 가지 않았다는 언급이 있었다. 그렇다. 임신은 병이 아니다. 그래서 내일부터 산부인과 병원과 산부인과 의료진, 신생아의학 의료진, 관련된 모든 설비가 지구에서 사라져도 90퍼센트 이상의 임산부는 별 문제없이 아기를 낳을 것이다. 아주 소수의 산모만 사망할 것이다. 대부분의 신생아도 생존할 것이다. 그러니 그들의 베팅은 썩 나쁘지 않은 셈이다. 실제로 다행히도, 산모와 아기 모두 건강했다는 후기가 있었다.

1800년대의 모성사망률은 대략 1퍼센트 정도이다. 매 출산마다 1퍼센트의 위험을 감수했으니, 여러 아기를 낳던 과거 시대에는 적지 않은 수의 산모가 출산 중 사망하였을 것이다. 현대의 병원 출산은 그 확률을 백 분의 일로 줄였다. 이것에 대해서는 앞선 단원에서 충분히 자랑했다. 다만, 1퍼센트가 적은 수치인지 아닌지는 사람마다 다를 수 있다. 혹자에게는 99퍼센트면 제법 안전하니 그것으로 충분할 수도 있다. 또 어떤 이에게는 만 명당 한 명 정도에 해당하는 지금 한국의 모성사망률도 여전히 개선이 필요해 보일 수 있다. 당신에게는 어느 정도가 충분한가?

◯

내가 어렸을 때는 지하철에 안전 스크린도어가 없었다. 지하철이 다니는 공간은 뻥 뚫려 있었고, 플랫폼과 높이 차이도 제법 많이 났기에 실수로 떨어진다면 누구라도 아찔했을 것이다. 그래도 전철이 언제 오는지 궁금할 때엔 그 통로로 고개를 내밀어보는 사람이 적지 않았다. 심심치 않게 추락이나 자살 시도로 인한 사고가 뉴스를 장식했지만, 당시에는 지하철의 구조에 큰 문제의식을 가지지 않았다. 원래부터 이렇게 생겨먹은 것이니.

그런데 어느 순간부터 지하철 승강장에 속속들이 스크린도어가 설치되기 시작했다. 역내에서의 안전사고는 당연히 획기적으로 개선되었다. 없을 때는 필요하다는 생각도 떠올릴 수 없었는데, 막상 스크린도어가 완성되기 시작하자 이제는 오히려 스크린도어가 없는 지하철 승강장은 어쩐지 허전하고 아슬아슬하게 느껴진다. 위험에 대한 우리의 기준이 바뀐 것이다.

안전에 대한 감각은 이처럼 시대에 따라 바뀐다. 그리고 대부분의 경우, 인류사는 위험을 낮추는 방향으로 향해왔다. 19세기 이후의 의학은 위생관리와 의사의 개입을 통해서 바로 그 1퍼센트를 한 치라도 더 줄이려는 방향으로 치열하게 싸워왔다. 출산으로 가는 지하철역에 스크린도어를 깔았고 안전망을 설치했고 관리요원을 배치했다. 예전보다는 훨씬 안전해졌지만, 물론 완벽하지는 않다. 어떻게 느껴지는가? 충분한가, 부족한가?

나는 이 '위험의 수준'을 이해하고 선택한다면, 당사자의 결정을 존중할 필요가 있다고 생각한다. 여러 가지 이유로 위험을 감수하는 쪽으로 움직이는 사람도, 비용과 노력을 투자해서 안전을 높이는 쪽으로 움직이는 사람도 있을 것이다. 시대가 바뀌고 리스크의 온도가 변하면, 우리는 그 계절에 적당한 옷을 갖춰 입을 줄 알면 된다.

그렇다면 위험이 적은지 위험이 많은지는 누가 판단할까? 중요한 것은 막연히 괜찮을 거라는 '느낌'이 아니다. 내가 속한 상황의 위험의 크기를 정확히 재는 것이다. 그런데 아무리 병원과 의사가 싫어도, 이것만큼은 의사만 할 수 있다. 임신 중에 산부인과를 다녀야 내가 저위험군인지 고위험군인지 알 수 있다. (그러니 가정 출산을 원하는 산모는 병원을 더 열심히 다녀야 하고 분만에 대한 공부도 더 많이 해야 한다.) 임산부가 스스로 원하는 바에 따라 동굴이나 지푸라기 위, 혹은 집에서 아기를 낳는 것은 나쁜 것이 아니다. 나쁜 것은 우리 시대의 위험에 대한 감각으로부터 도망치는 것이다. 아기의 목숨까지 베팅에 넣어둔 채, 그 크기를 측정할 기회를 거부하는 것이다. 만에 하나라도 전치태반 같은 위험한 상태였다면, 아무런 검진 없이 집에서 아기를 낳은 산모는 아기와 함께 목숨을 잃었을 가능성이 높다.

운이 좋았기 때문에 산모와 아기가 건강했지만, 의사인 내가 보기엔 너무 아슬아슬한 일이었다. 한편으로 또 다른 고뇌에 빠졌다. 막상 당사자들은 자연스러운 출산을 한 것에 크게 만족하고 있었기 때문이다. 병원을 떠나서 비로소 회복한 자연성, 그것이 출산 경험을 아주 긍정적으로 만들어준 듯했다.

'흠, 자연이라…. 대체 자연스러움은 뭘까?'

자연스러움이라는 신화

산부인과 진료는 성형외과 진료만큼이나 자연스러움에 대한 요청이 많다. 하지만 '쌍꺼풀 자연스럽게 해주세요'가 성형외과에서의 대화라면, 재생산에 있어서 자연스러움에 대한 갈구는 아래와 같은 대화로 드러난다.

'저는 무조건 자연분만할 거예요. 자연스러운 게 최고죠.'

'시험관 아기요? 자연스럽지가 않잖아요?'

'출산할 때 무통주사는 부자연스러워서… 영 마음에 걸려요.'

이렇듯 환자들의 자연 사랑이 지극해질 때면 나도 자연히 의문이 떠오른다. 자연스러운 쌍꺼풀 수술은 환영받는데, 자연스러운 산부인과 치료는 왜 이렇게 어려운 걸까? 하지만 '쌍수'의 자연스러움과 산부인과의 자연스러움은 직관적으로 어딘가 다르다. 자연스러움을 내 나름대로 해석하기 위해서, 의미를 몇 가지 갈래로 나누어 보았다.

환자가 추구하는 '자연스러움'은 보통 의사의 개입이 없다는 것이다. 자연(自然)은 '스스로 그러하다'는 뜻이다. 문자 그대로 해석하면 외부의 영향이 최대한 없는 것이 자연스러운 것이다. 자연스러운 일은 너무 힘들이지 않아도 된다는 뜻이다. 기어코 애써서 쟁취하는 것은 어쩐지 자연스럽지가 않다. 저절로 이루어지는 것이 자연스러운 것이다. 또한 자연스러운 것은 오래되어 원형에 가깝다는 뜻이다. 원래부터 그런 것이어야 하니, 역사가 오래된 것과 역사가 짧은 것 사이에선 오래된 것이 자연스러운 것이다. 일상생활에서는 도리나 이치에 알맞다는 뜻이 자연스러움의 중요한 의미 중 한 갈래로 쓰인다. 어쨌든 우리는 이 각각의 의미를 섞어서 쓴다.

자연스러운 쌍꺼풀은 태어나면서 원래 자기 것이었던 것 같은, 수술한 티가 나지 않는 쌍꺼풀이라는 뜻이다. 그렇다면 자연스러운 재생산을 생각해보자. 가장 먼저 떠오르는 것은 '자연주의 출산법'이다. (뒤에서 설명할 '자연분만'과는 다르다.) 자연주의 출산은 의료진의 개입을 가능한 최소화하는 방식이다. 일부 의료기관과 조산원에서 시행하며, 이들 기관에서는 병원 출산과의 차별점을 장점으로 내세운다. 단, 자연주의 출산에도 조산사나 의사처럼 산과 지식을 갖춘 전문가가 참여한다. 임산부의 선호에 따라 제왕절개 수술, 회음 절개, 제모와 관장, 촉진제와 같은 의료적 처치를 가능한 피하는 것이지, 무조건 배척한다는 뜻이 아니기 때문이다. 그래서 자연주의를 표방하는 출산 기관에서도 위급 상황에서는 얼마든지 의학 조치가 가능함을 강조한다. 결과적으로, 필요에 따라 개입의 수준을 유연하게 조절하는 것이 현실적인 자연주의 출산이다. (병원 출산도 담당 의사의 경향 혹은 당사자의 요청에 따라서 회음 절개, 무통주사 등을 최소화한다.) 사람에 따라서는 이 정도로는 성에 차지 않을지도 모르겠다.

그렇다면 통상 말하는 '자연분만'이 자연스러운 재생산일까? 자연분만은 질을 통해 아기가 나오는 방식을 말한다. 의학적으로는 질식분만이라고 부른다. 며칠 동안 지속된 진통 끝에 가까스로 분만한 난산이어도, 겸자나 흡입기 같은 보조 기구를 써서 출산을 했어도 질을 통해 나오기만 했다면 '자연분만'이다. 따라서 자연분만에서도 자연스러움의 정수를 발견하기는 어렵다.

자연임신은 어떨까? 난임 보조 없이 남녀 간의 성관계로 임신이 된다면 자연임신이라고 부를 수 있다. ('자연임신' 같은 말은 보조생식술이 등장하기 전에는 없었을 것이다. 하지만 인공적 임신 보조 기술이 발전하자 그에 대비되는 개념으로 자연임신이 등장한다.) 물론 배란 시기를 따져가며 계획적으로 임신해도 자연임신이다. 자연분만과 자연임신이란 단어 안에 '자연'이 포함되기는 하지만, 의지와 노력이 드러나는 내외부적 개입이 완전히 제거된 의미는 아니다.

인위적인 의료 개입이 되도록 적은 것은 일반적으로 효용과 편익에 있어서 유익하다. 자연임신을 할 수 있는데 일부러 난임 시술을 받는 사람은 없을 것이다. 보조 생식 시술은 비용도 많이 들고, 검사와 시술, 약물, 주사가 필요한 까다로운 방식이다. 또한 당사자에게 신체적·심리적으로 상당히 어려운 경험이다. 제왕절개 수술은 의학적으로 필요하거나 산모가 요청해서 하는 것이다. 안 해도 되는 경우라면 할 필요가 없다. 수술은 아무래도 산모의 회복과 합병증에 있어서 질식분만보다 다소 불리하다. 무통주사도 마찬가지다. 임산부가 무통주사를 원하지 않는다면 아무도 강제하지 않는다. 아무리 흔한 시술과 수술도 부작용이 있을 수 있는 법! 그러니 이런 차원에서 자연스러움, 그러니까 최소 개입을 추구하는 것은 각자의 선호에 따르면 된다.

　하지만 세상 모든 일이 그렇듯 흑백으로 나뉘지 않는다는 것에서 문제가 출발한다. 자연임신이 여의치 않을 때는 어떨까? 한국에서 신생아 10명 중 1명이 난임 시술로 태어난다. 아기를 가지려는 희망을 품고 전문가의 도움을 받아 노력하는 것은 자연스럽다. 제왕절개가 꼭 필요한 상황에서 자연분만(질식분만)을 고집하는 것은 무모하다. 위험한 길을 피하고, 대안으로서 안전하고 검증된 방법을 선택하는 것은 자연스럽다. 무통주사는 셀 수 없이 많은 산모들의 산통을 크게 줄여주었다. 생명체가 고통을 회피하는 것은 자연스럽다. 그러니 무엇을 부자연스럽다고 손가락질할 것인가? 적어도 내가 보기엔, 진보와 편리를 가능하게 만드는 탐구의 결실인 의학 발전도 더없이 자연스럽다.

　물론 여기서 하는 이야기가 순 말장난 같을 것이다. 왜 그럴까?

자연스러움은 갖다 붙이면 그만이기 때문이다. 우리가 최소한의 개입을 무조건적 당위로, 전통적인 방식을 저절로 일어나는 자동 과정이라고 오해하는 일이 자꾸 반복되는 것은 자연스러움의 파생 의미가 너무 많아서이다. 따라서 자연스러움이라는 단어에 집착하는 것보다는 정말로 필요한 것과 그에 따르는 득실을 구체적으로 파악하는 것이 유익하다.

그래도 의구심은 남는다. 사실 현대인의 일상생활은 별로 자연으로 가득하지 않다. 먹는 것, 입는 것, 사는 곳과 생활양식도 수렵채집인의 자연과는 상당히 동떨어져 있다. 그런 의미에서 우리의 삶에서 재생산이라는 구간만 따로 떼어내서 각별한 자연성을 추구하는 것은 별로 '자연스럽지' 않다.

특히 산부인과에서 개입하려고 하는 대상(자궁, 난소, 여성호르몬 등등)은 여성성을 담당하기 때문에 팔꿈치나 콧구멍과 달리 그 위상을 각별하게 취급한다. 마치 공포 영화에서 신비로운 영물을 건드린 주인공 일행이 끝없는 저주에 시달리는 것이 연상될달까? 다른 곳은 몰라도 여성성만큼은 함부로 해석하거나 접근할 수 없는 신성함이 있다는 관념, 그 결과가 산부인과 의료에 대한 반작용, 거부감으로 이어지게 하는 독특한 자연스러움 추구일 수 있다는 것이 나의 의구심이다. 여성의 생식기관은 그 정체성을 온전히 드러내지 않으며, 동시에 원본을 훼손하면 안 된다는 것으로 신비주의의 필요충족조건을 만족시킨다. 그러니 자연주의라기보다는 신비주의로 불러야 하지 않을까 싶다. 사실은 이 신비주의야말로 원초적

인 여성성에 대한 편견 아닐까? 이제 우리는 마지막 주제를 탐구해

봐야 한다. 모성 신화, 신화로서 존재하는 어머니다움이다.

제 4 장

신화가 된 모성

———

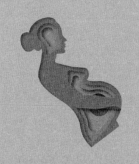

◎

지나치게 이상화된 어머니다움을 모성 신화라고 한다. '신화'가 된 이유는 현실과 별로 부합하지 않기 때문일지도 모른다. 모성 신화에 따르면 아이를 위한 유일하고 완벽한 양육자는 엄마뿐이고, 당연히 모든 책임을 엄마가 부담해야 한다. 어머니는 지극히 헌신적이고 가족을 위해 희생하고 무엇이든 참고 견딜 수 있다. 모성애는 자동적이며 성 특이적이라서 생물학적 여성은(또는 여성만) 본능적으로 타고난다. 이런 사회문화적 신념은 임산부 입장에서 숨 막힐 법도 하다. 아기를 낳고 보니 '어머니다움'이라는 게 있긴 있는 것 같은데, 그렇다고 남이 과하게 강요하면 어미 된 자들은 억울하다. 모성 신화를 마지막 배신의 요소로 꼽아보았다.

태교와 미신

아낙네가 아기 가지면 결코 거꾸로 자지 않으며, 모퉁이로 앉지 않으며, 빗딛지 않으며, 벤 것이 바르지 않으면 먹지 않으며, 자리가 바르지 않으면 앉지 않으며, 눈에 사기로운 빛을 보지 않으며, 귀에 음란한 소리를 듣지 않으며, 입에 그른 말을 내지 않으며, 밤이면 소경을 시켜 시를 외워 듣고, 바른 일을 말하였다. (한국학중앙연구원, 『조선왕실의 출산문화』에서 발췌)

임신과 출산에 관련해서는 왜 금기로 가득한 태교 지침이 생겼을까. (참고로 저 한 문장에 '않으며'만 여덟 번이 나온다.) 전통적 관점에서 태교는 아기의 건강을 기원하는 문화이지만, 현대인이 보기에 몇몇 미신에 가까워 보인다. 미신을 만들어내는 데는 인간 심리의 기제가 있다. 어떤 면에서는 미신의 이득도 있으니, 인간의 심리적 잔재가 모두 폐기해야 할 구닥다리에 불과하다고는 생각하지 않는다. 미신은 예측하기 어려운 상황에 질서와 통제감을 부여하려는 수단이기도 하다. 뱃사람은 임산부와 더불어 미신에서라면 둘째가라면 서러운 그룹인데, 당연히 자연환경과 운의 영향을 많이 받기 때문일 것이다.

게다가 조금이라도 위험한 것은 피하려는 경향이 강하게 작동하는 것이 재생산이다. 신중 또 신중, 이왕이면 남들이 하지 말라는 것은 다 피하고, 하라고 하는 것은 다 하는 것이 결과적으로 안전할 수 있다. 또한 '신이 노해서 그렇대'라고 원인과 인과를 설정하는 것만으로도 (사실 여부와 상관없이) 위안을 얻는 것이 인간의 마음이다.

인간 심리의 작동 방식 때문에 재생산은 미신의 총집합소가 된다. 아기 하나가 태어나는 것은 지극히 통제하기 어렵고, 인과를 찾기 어려운 혼란의 연속이었기에 수많은 미신이 만들어진 것이라고 이해할 수도 있다.

금기가 한두 개라면 사실 그것이 옳건 그르건 큰 해는 없다. 근거가 없을 수도 있고, 쓸모가 없을 수도 있다. 하지만 저런 이야기를 듣다 보면 뭔가 찝찝하다. 특히 행여나 태아나 산모에게 나쁠 수도 있다는 생각에 몸을 사리게 된다.

임신 중 가족들과 만나는 식사 자리에서 친정 엄마는 나에게 임신 중이니 꼭 모서리 자리는 피하라고 했다. (온갖 미신과는 달리, 내가 산부인과 의사라는 것은 친정 엄마에게 별로 효과를 발휘하지 못했다.) 모서리 자리에 앉는 것이 대체 어떤 이유로 임산부와 태아에게 나쁜 영향을 미친다는 것일까? 모서리의 뾰족함이 파동의 형태로 나에게 도달해 자궁 속 아기를 해치기라도 한다는 것일까? 뭐, 어쨌든 모서리 자리를 피했다. 엄마 기분을 상하게 하고 싶지 않았고, 다른 자리에 앉는 것이 어려운 일도 아니었다.

문제는 이 목록이 한도 끝도 없이 길어진다는 것이다. 임산부는 짜장면을 먹으면 까만 아기가 태어난다고들 한다. 닭고기를 먹으면 아기 피부가 닭살이 된다고 한다. 임신 중 게를 먹으면 아기가 옆으로 걷는단다. 윤달에 태어난 아기는 팔자가 사납단다. 하면 안

되는 것의 목록은 끝도 없이 길어진다. 한 개, 두 개일 때는 까짓것 꼭 미신을 맹신하는 사람이 아니어도 지킬 수 있다.

'아기한테 나쁘다는데, 괜히 찜찜한 것보다는 안전한 게 낫지. 혹시 또 모르잖아? 뭔 이유가 있으니까 저런 미신도 생긴 것일 테지.'

하지만 더 많아지면 정말로 제약이 된다. 먹는 것도, 행동거지도, 아기를 낳는 시기도 엄격하게 제한해야 한다. 임산부는 슬프다. 이것도 안 되고, 저것도 안 된다. 금기만 미신인 것은 아니다.

'어디 가서 불상을 만지고 오면 애가 생긴다. 태아의 성별을 정하려면 이렇게 해야 한다. 아기 엄마가 쓰던 물건을 받아와야 애가 생긴다.'

사실 하나 하나 미신의 기원에는 악의가 없다. 오히려 '내가 이렇게 했더니, 이렇게 되더라'라는 개별 사례의 공유에 가까웠을 것이다. 그런데 이것들이 굳어지면, 절실한 사람들에게는 '해야만 하는 일들의 목록'이 되어버린다. 금기와 의무가 산처럼 쌓이고 보니, 임신과 관련하여 운신의 폭은 상당히 좁아진다. 재생산 자유도가 낮아진다. 일단 관념이 생성되면 제아무리 자유분방한 사람이라도 무시하기 어렵다.

○

"임신 중에 노래하면 안 되지요?"

진료 중 받은 질문이다. 임신 중 진찰을 받으러 온 부부 중 남편이 내게 물었다. 나는 갸우뚱하다가 다시 질문했다.

"정확히 어떤 말씀이세요? 노래가 직업이신가요?"

아내가 대신 대답했다.

"제가 임신 전부터 회사에서 하는 합창 동아리에 다녀요. 그런데 글쎄 이 사람은 임신 중에는 그러면 안 된다는 거예요."

"아, 취미로 하는 노래시군요. 만약 힘을 과하게 주거나, 오래 서 있어야 한다면 그리 좋지는 않겠지만, 아니라면 상관없어요."

다시 남편이 말을 이어받았다.

"그런데 선생님, 합창을 하다보면…. 글쎄요, 뭔가 아기에게 안 좋을 수도 있잖아요?"

아내가 남편 쪽으로 눈을 흘기며 나에게 하소연했다.

"제가 그 동아리 나가는 게 싫어서 그러는 거예요! 선생님, 저 노래해도 되지요?"

우리는 임신에 대해서 왜 이렇게 많은 제한을 상상하게 되었을까? 타인의 자유를 제한할 때에는 그에 걸맞은 근거가 있어야 한다고 생각한다. 이 장을 시작하면서 인용한 조선왕실의 출산 문화에는 과학적 근거가 없다. 그렇다면 저 길고 긴 태교 지침은 우습고 어리석은 짓인가? 내가 보기엔 오히려 애처롭고 짠하다. 이 불규칙하고 무질서해 보이는 재생산 과정에서 옛사람들이 어떻게 해서라도 규칙과 인과를 찾고자 발버둥친 흔적이 너무나도 생생하기에, 동의는 못할지언정 굳이 폄하하고 싶지 않다. 심지어 그중 일부는 때때로 절묘하게 맞아떨어졌을지도 모른다. 아니, 애초에 옳고 그

름은 그리 중요하지 않았을 것이다. 이 혼돈 속에도 실낱같은 법칙이 있고 이유가 있을 거라는 지레짐작 자체가 심리적 위안을 준 것뿐이다. 굳이 애써서 식탁 모서리를 피해 앉는 만삭의 산부인과 의사를 상상해보자.

하지만 이제 우리는 더 많은 정보와 더 깊은 이해를 갖고 있다. 불편한 것은 되도록 줄이고, 임신과 출산에 대해 자유는 최대한 보장하는 것이 가능해진 상황이다. 나는 서울대 산부인과의 전종관 교수님이 한 방송 인터뷰에서 발언한 '태교는 과학적 근거가 없으니 반드시 할 필요가 없다'는 발언에 감명을 받은 적이 있다. 대가이기 때문에 할 수 있는 발언이다. 전문가의 책임이 강조되는 현대 사회에서는 '돼요'라는 말이 '안 돼요'라는 말보다 훨씬 어렵고, 무게가 무겁다. 당연한 일이다. 뭐든지 안 된다고만 하면, 의사는 별로 책임질 일이 없다. 애초에 그 행위 자체가 발생하지 않을 테니까. 하지만 잘 들여다보면 임산부가 절대로 하면 안 되는 것들이 세간의 편견만큼 많지는 않다. 상황과 조건에 따라 다를 뿐이다.

그래도 '이런 건 하셔도 괜찮습니다. 걱정 마세요'라는 말은 쉽게 입 밖으로 떨어지지 않는다. 뭘 하다가 잘못된 것들은 발견되기 쉽고, 책임도 묻기 쉽다. 하지만 우리가 합당한 것들을 누리지 못해서 생기는 피해는 측정되지 않는다. 닭고기 좋아하는 임산부가 닭고기를 못 먹고, 짜장면 좋아하는 임산부가 짜장면 못 먹어서 생기는 부자유의 크기는 어떻게 측정할 것이며, 누구에게 책임을 물을 수 있을까? 부자유와 무위에 의한 불이익은 수치로 포착조차 되기 어렵다. 나는 강박적이거나 근거 없는 금기는 차츰 사라지는 것이 옳다고 생각한다. 재생산의 복잡성과 통제 불능성이 모두 일소된 것은 아니지만, 이제는 전근대적인 미신까지 끌어들이지 않아도 될 만큼 충분히 많은 정보와 능력을 갖고 있다.

○

세상에는 임산부가 하면 안 되는, 모체와 태아에게 건강상 불이익이 큰 행위들이 몇몇 있다. 마약, 음주, 장시간의 고된 노동, 위험이 높은 스포츠·신체활동, 흡연, 무리한 야근 등이다. 이것을 검정색이라고 치자. 그리고 임산부에게 권장되는, 이익이 큰 행위들도 있다. 엽산과 철분 섭취, 산부인과 검진, 알맞은 영양 공급, 적절한 수준의 신체활동 등이다. 이것을 순백색이라고 치자. 그런데 우리가 일상생활에서 경험하는 일들의 절대 다수는 그 중간의 회색 어느 부분에 속한다. 음식 종류, 여행, 직장 생활, 커피, 운전, 취미생활, 필요에 따른 약물 치료, 합창단 연습 등등. 흑과 백에 대해서는 이견이 없지만, 회색 영역에 있는 활동은 종류와 상황에 따라 전혀 무방할 수도 있고, 어떤 경우에는 권장되지 않기도 하다. 그런데 이런 다양한 스펙트럼의 다양한 가능성을 납작하게 짓눌러서 '삼갈 것'이라고만 치부하고 엄포를 놓는다면 임산부의 생활 반경은 너무나도 좁아진다.

'혹시 모르니까.'

'일단은 다 조심하려고.'

'괜히 찜찜해서.'

아기와 관련된 것은 가장 안전하고 최고로 좋은 것만 택하고 싶은 마음은 이해가 가지만, 임신도 삶의 일부이다. 그것도 제법 긴 기간 동안 지속되는 생활이고, 금기와 관련된 법석을 떨지 않더라도 상당한 고충이 있다. 우리가 필수적이며 유익한 것이라고 밝혀낸 백색 영역이란 것이 있기는 하지만, 맥락을 무시하고 반드시 그 좁은 곳에만 머물러야 한다는 강박은 임산부를 흰 감옥에 가두는 것이다.

모성이 초인적인 힘을 가지고 있다고 해도 불필요한 구속을 감수하는 데에 그 힘을 소모할 이유는 없다. 금기는 최소한으로 줄이고, 자유롭고 행복한 삶을 기꺼이 보장하는 것, 그것이 진짜로 임산부를 위하는 것 아닐까?

엄마 VS. 아기

"으악, 애기 도로 배 속에 집어넣고 싶어!"

신생아를 키우다 보면 이런 비명을 수도 없이 지르게 된다. 내 배 속에 있는 동안 아기는 적어도 빽빽 울거나 밤새 보채지 않았다. 영양은 자동으로 공급되었고, 배설도 자동으로 이루어졌다. 수유와 기저귀 갈기의 고단함이 없다는 면에서는 태평한 시절이었다.

쉼 없이 시중들 것을 종용하는 작고 무시무시한 독재자를 보고 있노라면, 임신 시절은 참으로 평탄했던 것만 같다. 오죽하면 임신 중인 산모에게 많이들 하는 말이 있지 않은가.

"애가 나오면, 차라리 배 안에 있던 때가 참으로 좋았구나, 할 거야!"

하지만 임신 중에도 엄마와 아기가 아무런 갈등 없이 완벽하게 조화로운 것은 아니다. 태아는 엄마의 부속품이나 장기의 일부가 아닌, 엄연히 다른 유전적 조성을 가진 타인이다. 아기의 이득과 엄마의 이득이 꼭 일치하지는 않는다. 이를테면 임신 막바지로 갈수록 태아는 점점 더 많은 양분을 요구한다. 하지만 언제나 그렇듯 자원은 제한되어 있으므로, 모체도 스스로의 생체 밸런스 유지를 위한 대응을 한다.

태어난 이후에도 갈등은 계속된다. 아기는 갈수록 더 많은 젖을 요구하지만, 엄마는 어느 시점이 되면 서서히 젖을 떼고 이유를 시도한다. 그러니 생물학의 관점에서는 어머니가 무한히 희생적인 것만은 아닌 셈이다. 건강한 태아의 탄생이라는 공동의 목표를 대전제로 깔아둔 와중에, 최소한의 자기 몫은 챙기기 위한 치열한 셈을 한다. 아기를 품은 입장에서는 아기를 위해서 많은 것을 베풀지만, 무조건 지나치게 소모할 수는 없다. 그렇게 하다가는 스스로가 위태로워질 테니까.

아기 입장에서도 최대한 엄마에게서 많은 것을 가져오면 이득이지만, 무한정 이기적으로 굴 수는 없다. 아기에겐 건강한 엄마가 아주 오랫동안 필요하다. 따라서 상호간의 호혜성을 기본으로 하는 와중에도, 실제로는 더 복잡하고 다채로운 일들이 일어난다.

먼저 이 팽팽한 경기의 전반전을 살펴보자. 아기가 자궁 안에 있을 때 아기와 엄마 간 줄다리기의 핵심은 태반이다. 태반은 영양소 자원을 둘러싼 협력과 갈등이 동시에 존재하는 장기이며, 모체와 태아 양쪽의 생체 신호에 반응한다. 태반은 태아 쪽에서 기원하며 복잡한 혈관 구조를 지니는데, 이를 통해 태아를 위한 영양소와 산소, 노폐물을 운반한다. 신기하게도 이러한 태반 조직은 자궁벽에 깊숙이 파고들어 혈관을 리모델링한다. 이 구조 조정을 통해 태아는 모체의 혈액에 접근할 특권까지 가져간다. 혈액은 양분의 원천인데, 주인도 아닌 객식구가 곳간 열쇠를 당당히 가져가는 것이다.

간혹 입덧이 심해 잘 먹지 못하는 산모 중 태아가 영양 부족으로 자라지 못할까 봐 걱정하는 사람들이 있다. 물론 산모가 잘 먹는 것이 좋긴 하지만, 아무리 못 먹어도 아기는 대개 잘 자란다. 나는 초음파로 아기를 보여주면서 산모를 안심시켜주곤 한다.

"엄마는 입덧 때문에 이렇게 고생하는데, 아기는 쑥쑥 자라서 저렇게 신나게 움직이는 것 좀 보세요!"

태아는 알아서 엄마 몸에서 양분을 쏙쏙 빼먹는다. 남의 집 냉장고 문을 열어서 마음대로 꺼내 먹는 것에 조금도 주저함이 없다. 전반전의 주도권은 명백히 태아 쪽에 있는 셈이다.

태반은 양분·노폐물 교환 이외에도 호르몬 분비를 한다. 엄마의 혈액 속에 혈당이 많아야 아기가 쉽게 양분을 끌어오기 때문에 태아는 엄마의 혈당을 높이는 신호를 보낸다. 하지만 모체도 스스로의 생화학적 균형을 유지하기 위해 이에 대항해서 혈당을 낮추는 신호를 보낸다. 물론 이 과정은 누구 하나가 끝을 봐야 하는 제로섬 게임이 아니다. 오히려, 혈당 대결의 균형추가 무너지면 임신성 당뇨와 같은 합병증이 생길 수 있다. 임신성 당뇨는 엄마에게만 위험한 것이 아니고, 태아에게도 좋지 못한 영향을 미친다.

생물학적 이익 충돌이 '모체·태아 간 갈등'이라는 단어로 표현되기는 하지만 실제 재생산 전체를 놓고 보면, 갈등 속의 균형이 더 중요한 것이다. 태반도 마찬가지이다. 앞서 말한 태반의 침투력과 조종 능력은 모체에게 마냥 손해일 것 같지만 그렇지 않다. 오히려 태반의 혈관 리모델링 과정에 결함이 있다면 전자간증과 같은 임신 합병증을 일으킬 수 있다. 전자간증은 지금도 산모 사망의 상당 부분을 차지하는 무서운 질환이다. 모체와 태아 사이의 갈등은 적대적으로 우열을 가리는 경쟁이 아니고, 마치 약속 대련처럼 서로의 합이 잘 맞아야 양쪽 다 이득을 볼 수 있다.

○

태아가 출생한 이후에는 후반전이 펼쳐진다. 태반을 통해 막강한 공격력을 가졌던 태아는 출산과 함께 태반이 떨어지며 주도권을 잃는다. 의지와 상관없이 모체가 태반을 매개로 자원을 공급하던 임신 시기와 달리, 모유(또는 분유) 공급은 전적으로 엄마에게 달려 있기 때문이다. 그렇기 때문에 젖떼기는 이 시합의 중요한 분기점이다. 이제는 엄마가 주도권을 쥔다. 젖을 줄지, 얼마나 줄지, 언제 뗄지에 대해 영향력을 발휘한다. 젖을 떼는 것은 엄마가 최초로 아기에게 제한을 가하고, 욕구를 받아주지 않는 선긋기가 된다.

아기는 태반이라는 생화학 무기를 잃은 만큼, 더는 엄마에게서 직접적으로 영양을 빼앗을 방법이 없다. 하지만 칭얼대고 소리 지르거나, 웃거나, 눈을 마주치고 교감하는 방식으로 엄마를 정신적으로 공략한다. (당해보면 알겠지만, 이 전략도 대단히 유효하다.)

아기는 생후 6개월쯤 되면 미음 같은 이유식을 먹기 시작한다. 그런데 내 경험상 이유식을 만들고 먹이는 것은 모유나 분유를 주는 것 이상의 정성과 노력이 더 필요했다. 한 번이라도 끓여 본 사람은 알겠지만, 불 앞에서 계속 저어야 하는 극도로 노동 집약적인 음식이 죽이다. 그렇게 열심히 만든 미음을 아기에게 먹여야 하는데, 당연히 평소 먹던 모유나 분유와는 다른 맛과 식감이기 때문에 아기도 적응하는 시간이 필요하다.

아기에게 이유식은 수저로 떠먹어야 하는 낯선 음식이다. 맛에 거부감이 없다고 해도 도구로 먹는 것은 아기에겐 연습이 필요하다. 수저 먹기가 서툴러서 아기 입으로 들어가는 것은 한 줌도 안 된다. 그릇이나 수저를 아무렇게나 집어던져서 식기가 바닥에 나뒹군다. 대부분의 죽은 턱받이와 바닥에 흘리고, 그나마 남은 죽도 아기가 제 얼굴과 옷에 골고루 펴 바른다. 솔직히 이 모습을 보고 있으면 속에서 천불이 난다. 그렇게 수백 수천 번 연습해서 비로소 어른과 비슷한 고형식을 먹는 아기로 키워내는 것이다.

아기도 언젠가는 어른 밥을 먹어야 하기 때문에 이유식 시기를 거치는 것이 당연하다. 하지만 꼭 시기에 맞춰 젖을 떼야 할까? 그냥 좋아하는 것을 계속 먹으면 안 되는 걸까? 다른 동물들과 비교해보자. 인간 아기의 젖떼기는 늦어도 생후 2년 즈음에 완료되는데, 이는 상대적 발달 수준에 비해서 이른 시기이다. 인간 아기보다 빨리 성숙하는 침팬지 아기는 무려 5년이나 젖을 먹는다. 인간 아기의 젖먹이 시기는 무척 짧은 것이다. 이렇게 일찍 젖을 떼야 할 만한 사연이 있는 것일까? 이른 젖떼기의 이득은 무엇일까?

현대 사회에서는 먹을 것이 풍성하므로 아기에게 모유를 주는 것은 영양학적으로 크게 부담스러운 일이 아니다. 오히려 살이 잘 빠지기 때문에 산모들이 선호하기도 한다. 하지만 먹거리가 풍성하지 않던 수렵채집인 조상들에게 장기간의 모유 수유는 추가 열량이 필요한 부담스러운 일이다. 9개월의 임신이 소모하는 칼로리가 34만 킬로칼로리라면, 같은 기간 동안 모유 수유는 무려 67만 킬로칼로리를 소모한다. 젖을 먹이는 일은 이처럼 열량을 대량으로 소모하는 작업이다.

또한 수유하는 동안에는 다음 임신을 도모하기 어렵다. 모유 수유는 호르몬 조절을 통해 배란을 억제하는 효과가 있기 때문이다. 인간은 젖을 차츰 줄여나가고, 대신 유동식을 공급하는 방식으로 이 시기를 유연하게 넘어간다. 아기는 나름대로의 불만이 있겠지만, 그럭저럭 적응한다. 다행히 도구를 잘 써먹는 인간이 사냥, 채집, 가공하는 음식은 젖 못지않게 효율적인 영양분을 아기에게 공급할 수 있다.

이런 방식을 통해서 인간 여성은 2~3년마다 출산이 가능한데, 이것은 수년간 계속해서 젖을 물려야 하는 처지의 다른 유인원보다 훨씬 짧은 간격이다. 짧은 간격으로 다음 아기를 낳을 수 있다는 것은 번성할 수 있다는 뜻이다. 즉, 인간의 이른 이유(젖떼기)는 커다란 진화적 이점이 있다.

결국 태어나기 이전이나 이후에도 한정된 자원을 둘러싼 갈등은 여전히 이어진다. 매정하다고 생각하지는 말자. 재생산은 엄마와 아기의 전쟁이 아니다. 출생을 기점으로 전반전에는 아기 우세, 후반전에는 엄마 우세로 양분이 분배된다. 승부를 가를 필요는 없다. 무승부로 종료된 이 시합은 휘슬과 함께 서로 끌어안는 훈훈한 친선 경기라서, 양측의 밸런스가 잘 맞는 것이 가장 중요하다. 우리가 스포츠에 기대하는 것은 맥 빠지는 콜드 게임이 아니다. 엄마의 일방적인 희생이 아니라는 점은 재생산을 보다 흥미진진한 생물학적 명승부로 만든다.

엄마도 배워야 할 수 있어

우리는 앞서 아이의 성장을 주제로 '본성 대 환경' 논쟁을 슬며시 들여다본 바 있다. 최근 과학계의 결론은 상호주의인데, 상호주의는 본성과 양육을 따로 분리할 수가 없으며 둘 다 인간의 됨됨이에 영향을 미친다고 본다. 예상이 가능하며 상식적인 이야기이다. 자녀의 유전적 조합은 부모로부터 물려받은 것인데, 바로 그 부모는 아이의 성장 환경으로 작용한다. 본성과 환경의 상호작용은 명확해진다.

그렇다면 재생산은 어떨까? 특히 아기를 낳고, 젖을 먹이고, 신생아를 돌보는 것은 본능의 영향이 강력해 보인다. 게다가 앞선 장에서 모성 행동을 촉진하는 호르몬의 예시를 보지 않았던가? 호르몬의 생성과 작동은 유전자에 의한 것이니 본능이다. 인간은 본능적으로 섹스를 하고 싶어 하고, 임신하면 생식 기관이 자동화 생체 생성 공정에 돌입한다. 출산과 수유 시에도 호르몬이 큰 역할을 하며, 기분과 행동까지 영향을 미친다. 재생산을 지배하는 유전자와 생식기관, 호르몬의 완승으로 보인다. 하지만 언제나 그렇듯이 진실은 그렇게 단순하지 않다.

일반적인 질식분만의 모습을 한번 보자. 진통이 시작되면 자궁이 수축하면서 자궁의 입구인 자궁경부가 조금씩 확장된다. 이제 기다리면 자궁경부는 점차 종잇장처럼 얇아져서 아기가 지나갈 길을 열어주고, 옥시토신은 자궁을 있는 대로 쥐어짜서 태아를 차츰 밀어낸다. 배우지 않아도, 언어가 달라도 저절로 몸에서 일어나는 일이다. 자궁문이 다 열리면 힘주기, 밀어내기를 한다. 태아가 좁은 산도를 통과하려면 산모가 힘써서 밀어내야 한다. 힘주기는 아무렇게나 용만 쓰는 것이 아니다. 자궁이 수축하는 타이밍에 맞춰서, 배가 땅땅해질 때 힘을 줘야 효과가 있다. 변을 보는 것처럼 아래 방향으로 밀어야 한다.

가장 흔히 하는 실수는 항문을 조이는 것이다. 힘을 줄 때는 숨을 딱 참고 복압을 높여야 한다. 너무 짧은 힘주기는 효과가 없다. 한 번에 오래 힘을 주고, 자궁 수축이 지나가면 호흡을 고르며 다음 힘주기를 준비해야 한다. 이렇게 힘을 주다가 아기 머리가 입구를 통과한 시점에는 오히려 힘을 조금 빼야 한다. 너무 과격한 힘이나 급한 분만도 산도에 상처를 만들기 때문이다.

세세히 적다 보니 조금 복잡해 보이는데, 미리 다 숙지하려고 애쓸 필요는 없다. 의료진이 알려주고 격려해줄 것이기 때문이다. 힘이 모자라면 개입하기도 한다. 의료진이 없던 시대에는 전통 산파나 친척, 이웃들이 비슷한 내용으로 산모를 독려했을 것이다.

이렇게 출산을 돕는 것은 엄밀한 문화의 영역이다. 조력자가 아기가 최대한 수월하게 나오도록 산모에게 요령을 알려주기도 하고, 격려하기도 하며 적극적으로 출산을 돕는다. 집단이 아기가 탄생하는 것에 종교적·제의적 의미를 담기도 한다. 본능만으로는 한계가 있어서, 인간의 출산에는 보편적으로 교육, 조력, 의식(儀式)과 같은 형태의 조산(助産)이 있다. 게다가 누군가가 나서서 아기를 '받아주는' 문화는 어느 정도 생물학적으로 강제된 면이 있다. 인간의 태아는 좁고 꺾인 산도를 통과하느라 특유의 회전을 한다. 결과적으로 다른 영장류 새끼와 달리 태어날 때 뒤를 보는 자세로 나온다.

이런 구조를 감안했을 때 출산하는 여성이 혼자서 아기를 받는다면 아기는 목이 꺾이기 십상이다. 아무런 환경 조건 없이 알아서 할 수 있는 일이라면 왜 전 세계 문화권에 전통적인 산파 문화가 있겠는가?

모유 수유에도 요령이 필요하다. 아기를 낳고 나의 뇌하수체는 프로락틴과 옥시토신을 펑펑 만들어냈다. 프로락틴이 유즙을 생성하고 옥시토신이 사출반사를 이끌었다. 신생아에게는 강력한 빨기 반사가 있다. 내 아기도 쩝쩝대며 입에 들어갈 것을 찾기 시작했다. 모유 수유를 위한 길은 다 깔려 있었다. 이러한 생체 반응은 선천적으로 설계되어 있는 자동 과정이다. 하지만 이것만 가지고는 아기에게 '진짜로' 젖을 먹일 수 없었다. 나는 잦은 젖몸살로 고생했고, 아기는 젖 빠는 힘이 모자랐다. 호르몬의 신경생리와 유방의 해부학적 구조에 대한 지식도 이 시기에는 큰 도움이 되지 않았다. 나름대로 애를 썼지만 수유는 영 원활하지 않았다.

한참 끙끙대던 때에 비로소 몇 가지 중요한 요령을 배웠다. 아기가 엄마 유륜 전체를 햄버거처럼 앙 물어야 한다는 것이었다. 반복을 수개월 거듭하자 아기와 나는 합이 제법 잘 맞았고, 이렇게 요령을 배우고 훈련을 거듭해서 아기도, 나도 흡족하게 모유 수유를 할 수 있었다. 하지만 이런 걸 도대체 무슨 수로 '본능적으로' 할 수 있겠는가? (분명한 것은 내 머릿속에서 유방을 햄버거 모양으로 누르라는 본능이 울려퍼진 바는 없다.)

젖 생성이 본능인 반면, 젖 먹이기는 본능에만 의존할 수 없다.

수유는 '저절로' 일어나는 일이 아닌 것이다. 재미있는 예시가 있는데, 침팬지도 다른 침팬지로부터 수유를 배워야 제대로 해낼 수 있다. 이런 이유로 주변에서 젖 먹이기를 배울 수 없는 동물원 침팬지를 위해 인간 임산부들이 침팬지에게 수유 시범을 보인다고 한다. 혹은 반대로, 아기 침팬지에게 젖병 수유가 필요한 상황이라면 양육자 침팬지 역시 젖병 물리는 요령을 배우는 것이 가능하다. 이 예시는 단면일 뿐이지만 본성과 환경의 대결 구도로 해석하기엔—인간의 다른 측면들이 모두 그러하듯—재생산 역시 양자가 복잡하게 얽히고 상호작용한다는 것을 보여준다.

○

초기 양육은 특히 본성과 학습의 상호작용이 두드러진다. 아기가 울 때마다 나의 신경학적 회로가 당장 가서 아기를 살펴보라고 종용한다. 나는 아기가 울면 초조해지고 뭔가를 해주고 싶다는 충동에 휩싸였지만, 처음엔 초보 엄마답게 뭘 해줘야 할지 몰라 허둥지둥하기 마련이었다. 아기를 관찰하며 돌보는 경험이 쌓이자 어렴풋이나마 왜 우는지, 뭐가 필요한지 알게 되었다. 그리고 아기와의 접촉이 늘어나면, 양육회로는 더 강화된다. 비유하면 호르몬이 도로라면 내가 손수 행하는 행동은 그 도로를 누비는 자동차라고 할 수 있겠다. 원활한 교통이 완성되려면 둘 중 하나만 있어서는 안 된다.

돌봄 행동과 아기에 대한 민감한 반응을 주관하는 옥시토신은 출산 시에 폭발적으로 증가하는 만큼, 생물학적 친모만이 아기 돌봄을 전담하게끔 되어 있는 것 같다. 인간이 옥시토신의 지시를 따르는 생체 로봇이라면 말이다.

하지만 복잡한 것을 너무 단순하게 해석하는 것은 항상 경계해야 한다. 옥시토신은 양육 행동을 통해서 상승한다. 돌보는 행동은 애착을 향상시키고, 애착이 강화되면 더 잘 돌볼 수 있는 시너지 효과가 작동한다. 이와 같은 행동에는 의지, 노력, 문화, 학습, 가치관 같은 여러 가지 요인이 작용한다.

양육 행위는 출산 여부와 상관없이 누구나 할 수 있다. 양육 행동에 참여하면 엄마나 아빠, 할머니와 할아버지, 옆집 이웃, 이모와 삼촌, 형제자매 모두 옥시토신이 증가하며, 아기와 열심히 상호작용하는 시간이 길어질수록 화학적 모성애·부성애가 깊어진다. 인간의 신경생리적 설계는 훌륭한 도움닫기가 되어주지만, 그렇다고 아기를 낳으면서 뭐든지 저절로 할 수 있게 되는 것은 아니다. 재생산 과정이 문명인의 일상적인 일과에 비해 상당히 본능적인 것은 맞지만, 여전히 배움과 노력, 환경이 중요한 역할을 한다.

호모 사피엔스는 2세를 낳을 때마저 문화와 환경의 영향을 많이 받는 복잡하고 고등한 동물이다. 우리의 '본능'은 단순한 규칙의 총합이 아니다. 개별 경험과 구체적 상황, 후생유전적 요인, 문화와의 공진화을 통해 세심하게 조절된다.

'본능 때문이야. 다 호르몬 탓이지. 저절로 하게 돼.'

이런 선언은 반만 맞고 반은 틀리다. 이를테면 인간에게 기본적인 식욕이란 것이 존재하지만, 식욕만으로 식생활을 설명할 수 없다. 인간은 광범위한 지역의 변화무쌍한 환경에서 놀라울 만큼 적응력을 발휘하면서 문화권 고유의 음식을 개발했다. 그저 고열량이 아닌 특유의 향취, 재료의 식감과 같은 고도화된 미각을 추구하기도 한다. 사람에 따라서, 상황에 따라서 입맛이 뚝 떨어지기도 식욕이 한층 돋워지기도 하고, 특이 체질이나 취향에 따라 어떤 음식은 먹지 못한다. 그래서 허기, 섭취, 위장의 소화 단계, 포만감을 설명하는 신경생리만으로는 식문화를 도통 이해할 수 없다. 인간에게 기름진 것, 짭짤한 것, 부드러운 것을 선호하는 경향성이 있는 것은 사실이지만, 이것만으로는 심심하면서 식감도 퍼석한 평양냉면 마니아를 설명하기엔 한없이 부족한 것이다! 우리 자신은 이토록 다채로운 생물이다. 우리의 재생산도 그렇다.

애는 뭐 나 혼자 만들었나?

출산 3개월 후 복직을 하긴 했지만, 아무래도 아기가 너무 어린 시기에는 충분히 함께 시간을 보내고 싶어서 병원 근무 시간을 줄여두었다. 손수 아기를 잘 돌보고 싶어서 결정한 일이긴 한데, 지금도 버거울 때가 많다. (차라리 정규 근무를 하는 것이 수월했을 것이다.) 감사하게도 내가 일하러 가면 친정 엄마가 아기를 맡아주시지만, 매일같이 손을 벌릴 수는 없다. 남편은 퇴근하면 열심히 아기를 돌보지만, 야근과 당직이 잦아서 집에 없는 날이 태반이다. 결국 나 홀로 아기를 돌보는 시간이 가장 길다.

아기와 반나절은 버틸 만하지만, 밤까지 꼬박 단 둘이 지내다 보면 여지없이 녹초가 된다. 이제는 잘 뛰는 아기 덕분에 산책할 때마다 애 잡으러 다니느라 땀범벅이 된다. 아기가 하루 종일 물건을 어지르기에 청소하고 돌아서면 집안은 다시 난장판이 된다. 온갖 요상한 구실로 생떼를 쓰는 아기를 안고 업어가며 달래다가 허리와 어깨가 부서질 것 같다. 쌓여가는 설거지와 빨래는 해도 해도 끝이 안 나는데, 틈틈이 아기 먹일 유아식도 만들어야 한다. 밤이 되어 아기 목욕까지 해치울 때쯤이면 은근히 부아가 치민다.

'참나, 애는 뭐 나 혼자 만들었나? 이렇게 고생할 동안 남편은 뭐하고?'

내가 아기를 보는 동안 남편도 힘들게 일해서 가족을 부양할 돈을 벌고 있다는 것을 잘 알면서도, 체력과 인내심이 어느덧 바닥을 드러낸다. 말수가 적어지고 표정은 침침해진 채로, 야속한 시계만 자꾸 쳐다본다.

모성 신화가 묘사하는 완벽한 여성은 혼자서도 너끈히 양육과 살림을 해내는 데다 남편 내조까지 모자람이 없는 이상적인 아내이자 엄마이다. 반면 나는 힘들 때면 불평도 늘어놓고, 살림 실력은 겨우 목숨을 부지할 정도이며, 남편의 참여와 친정 엄마의 도움을 일상적으로 요청한다. 게다가 글을 쓴답시고 이렇게 모니터 앞에

앉아있으니, 모성 신화에 부합하는 좋은 엄마가 되기에는 아주 한참 글러먹었다.

앞서 포유류의 생애사를 살펴보았는데, 포유류는 대부분 암컷이 새끼와 관련된 것들을 전적으로 전담한다. 옳고 그른 것을 따지기 전에 그냥 태생적으로 암컷 부담이 크다. 그러니 마찬가지로 포유류인 나도 오롯이 재생산만 전담하는 것이 맞는 것일까? 태반포유류의 생물학적 구조가 이런 것을 어쩌겠는가? 어린 아기를 키우면서 직장을 다니겠다는 것은 지나친 욕심이고, 아기에 대한 책임과 역할을 남편과 분담하는 공동 육아는 꿈만 같은 일일지도 모른다. 그런데 포유류도 포유류 나름이다. 호모 사피엔스는 복잡하고 독특한 동물답게, 더 깊은 사연이 있다.

여기서 부모가 치르는 비용에 대해서 잠시 살펴보자. 생물학자 로버트 트리버스는 '부모의 투자' 개념을 만든 사람이다. 주식 투자 같은 이야기는 아니다. 부모가 자식을 위해 쏟는 영양분, 자원, 보호, 돌봄과 같은 생물학적 노력을 일종의 비용으로 설명하는 가설이다. 경제 이론은 아니지만, 경제적인 논리는 적용된다. 생명체가 비용을 들여가면서 도모하는 것은 성공적인 번식과 생존이다. 많은 비용을 투자했다면, 모름지기 더욱 신중해야 한다. 따라서 이 이론에 따르면, 암컷이 짝짓기에 그토록 까다로운 것은 기회비용이 크기 때문이다. 물론 사람이 의식적으로 비용 회수를 기대하며 번식에 투자한다는 이야기는 아니다. 인간의 복잡한 사회문화적 행동을 단순한 이론으로 모두 해석할 수 있는 것도 아니다. 하지만 부모의 양육 투자 개념은 포유류의 번식에서 성차(性差)를 잘 설명해 낸다.

포유류 암컷과 수컷은 생식 투자에 있어서 차이가 아주 크다. 암컷은 스스로의 영양분을 나눠서 자기 몸속에서 태아를 키워야 하고, 출산이라는 부담을 짊어져야 한다. 비용이 너무 크다 보니, 감당할 수 있는 자녀의 수에도 상한이 있다. 가임 기간 내내 아기를 낳아도 열 명을 넘기기 힘들다.

반면 수컷의 수고는 아주 적다. 직접 낳는 것이 아니니, 이왕이면 많은 암컷을 임신시키는 것이 유리하다. 되도록 많은 짝짓기를 시도해서 수많은 자식이 태어난다면, 이득이 크게 상승한다. 투자의 차이가 재생산 행동(짝짓기, 성 선택, 양육)의 차이를 불러온다. 포유류의 수유를 암컷이 담당하는 이유는 암컷은 새끼를 몸 안에 품는 쪽이니 탄생의 순간에 확실하게 아기 곁에 있기 때문일 것이다. 직접 아기를 낳은 쪽에서 초기 양육의 핵심을 맡는 것이 아기가 공백 없이 돌봄을 받을 수 있게 하며, 임신에서부터 시작된 연속적인 호르몬 스위치가 작동하기 원활한 설계이다.

여기에 더해서 또 한 가지, 근연확실성이라는 개념이 있다. 마찬가지로 진화의 경제성 때문에 자신과의 유전적 일치성(친자일 가능성)이 확실해야만 부모는 기꺼이 양육 부담을 짊어진다는 논리이다. 암컷은 언제나 스스로 낳은 아기가 분명한 자기 자식인 것을 알수 있지만, 수컷은 상대적으로 그렇지 않다. 특히 우리의 유인원 친척들처럼 다부다처제나 할렘을 이루고 살아간다면 더욱 확신이 떨어진다. 힘센 수컷 고릴라는 여러 암컷을 독점할 수 있고, 계급이 높은 수컷 침팬지는 더 많은 교미 기회를 가져가며, 보노보는 난교(亂交)로 유명한 동물이다. 동물의 세계에는 친자 확인 검사도 없으니, 암컷도 어느 수컷에게 양육비용 청구서를 들이밀지 헷갈릴 것이다. 일반적으로 영장류 무리에서는 재생산에 대한 수컷의 기여가 한정적이고, 암컷은 남편 없이도 그럭저럭 아기를 키워낸다. 이런 사회에서는 '부부'라는 상호간 독점적이며 장기적인 관계가 없다.

따라서 인간의 재생산에서 유별한 점은 '왜 꼭 엄마만 힘들어야 해?'라는 질문이 아니다. 나에게 그 질문의 대상인 '남편'이 있다는 점이다. 우리는 다른 유인원 친척들과 달리 부부라는 짝을 맺는 특이한 종족이다.

물론 인간 사회에도 일부다처제가 흔했던 것은 사실이다. 하지만 지금은 진화적 관점에서 거시 역사를 보는 것이라는 점을 기억하자. 잉여 생산물이 쌓이고 계급이 분화되어, 많은 아내를 거느릴 만한 권력층 남성이 등장한 것은 고작 1만 년 정도밖에 되지 않는다. 수백만 년 동안 수렵채집인으로 살아온 원시 인류에게는 여러 아내를 먹여 살릴 풍부한 먹거리나 자기 소유의 토지 같은 것이 존재하지 않았다. 이들에게 결혼 제도는 고사하고, 불륜에 대한 법적 제재도 없었다. 당연히 바람을 피우거나 짝이 여러 번 바뀌는 경우도 많이 있었을 것이다. 그래도 남녀 한 쌍이 짝을 맺어 비교적 오래가는 관계를 유지했다는 것이 정설이다.

인간의 체구 대비 고환 크기, 남녀 간의 덩치 차이가 인간이 비교적 일부일처제에 가까움을 지지하는 증거이다. 서열 높은 수컷이 짝짓기 기회를 독점하는 고릴라는 수컷끼리 치열하게 다퉈야 상위 서열을 차지할 수 있어서 암컷 고릴라보다 덩치가 아주 크다. 인간도 남성이 여성보다 조금 더 크기는 하지만, 결코 고릴라만큼 큰 차이는 아니다. 남성끼리의 경쟁이 비교적 덜했다는 의미이다. 난교를 통해 번식하는 침팬지 수컷에게는 고환이 무척 중요하다. 번식기에 하나의 암컷과 다수의 수컷이 짝짓기를 하기 때문에 정자의 양으로 승부를 본다. 그런데 인간 남성의 고환 크기 비율은 침팬지에 비해 낮다. 인간에게는 난교의 경향성이 적다는 뜻이다.

이런 근거들을 종합해보면, 인류는 약간의 난교 경향이 있는 느슨한 일부일처제로 생활했다는 결론이 나온다. 인간 여성은 독특하게도 배란기의 신호가 드러나지 않는다는 것도 일부일처제의 원인으로 지목되기도 한다. 언제 임신이 가능한지 모르기 때문에 배란기와 상관없이 부부가 성생활을 지속하면서 유대감과 독점적 관계를 확립했다는 설명이다.

○

원시 인류가 느슨한 일부일처제로 바뀐 이유는 아직 미스터리이다. 경쟁 수컷에 의한 영아 살해를 막기 위해서라는 설도 있고, 인구 밀도가 낮아서 일부다처제가 가능하지 않았을 것이라는 설도 있다. 또 다른 가설은 안정적 부부관계를 맺는 것이 인류가 아기를 지켜내고 협력적 행동을 하는 것에 진화적 이득이 되었으리라는 것이다.

초기 인류는 친척 유인원보다 더 척박한 환경에서 더 볼품없는 신체 조건으로 살아갔다. 또한 인간 아기는 요구하는 것도 많은 데다 유난히 천천히 자라서, 암컷은 장기적 도움이 필요하다. 침팬지 새끼는 태어나자마자 어미의 털을 쥐고 스스로 매달린다. 인간 신생아는 어림없다. 수렵채집인은 정착하지 않고 거주지를 계속 바꾸면서 생활하므로, 엄마는 꼼짝없이 아기를 안고 다녀야 한다. 손이 자유롭지 못하니 식량 채집에도 불리하다. 어린 자식을 챙기느라 스스로를 방어하는 것도, 장거리 이동도 쉽지 않다.

하지만 확실한 자기편인 수컷, 남편이 있다면 얘기가 달라진다. 손 많이 가는 아기라는 존재가 인류의 짝짓기 형태에도 영향을 끼친 것은 자명해 보인다. 암컷에게는 수컷의 자원을 확보하고 아기의 안전을 도모하는 방법이 일부일처제이다. 수컷 입장에서도 짝짓기 경쟁 때문에 끊임없이 서로 투쟁하는 것보다는 자기 짝을 확실히 지켜내며 자식의 안전한 성장을 도모하는 것이 유리했을 것이다. 우리 인간의 일부일처제는 완전무결하지는 않지만, 다른 유인원 친척보다는 훨씬 단단하게 맺어진 상호 독점적 관계이다. 포유류인데도 새끼를 암컷에게 떠넘기지 않고 아빠가 나서는 장기 협력 프로젝트로 육아의 패러다임을 전환한 것은 호모 사피엔스의 독특한 점이다.

이런 사실을 살펴보면 오롯이 희생적인 엄마에게만 재생산을 위임하는 것이 현실에 부합하지 않는다는 것도 알 수 있다. 백지장도 맞들면 낫다는데, 인간 아기를 키워내는 것은 천근만근 막중한 과업이니 아군은 많을수록 좋다. 그러니 남편 하나로는 충분하지 않을지도 모른다.

사라진 조력자들

산후조리원은 마치 사관학교처럼 신생아 돌보기에 대해 많은 것을 가르쳐준다. 아기가 버둥거리지 않도록 속싸개를 동여매는 방법, 수유 후 아기를 세워 등을 살살 토닥이며 트림을 시키는 방법 등 하나하나가 신기했다. 어설프게 따라 해보는 와중에 남편은 쭈뼛대다가 나한테 물었다.

"아기는 원래 트림을 시켜줘야 하는 거야? 우리 트림 안 해도 소화 잘만 되잖아."

"나도 몰라. 일단 하라는 대로 하자."

출산 시점까지는 나름 자신감이 넘쳤는데, 첫 아이를 낳고 보니 바보도 이런 바보가 없었다. 그도 그럴 것이, 남편도 나도 신생아를 돌본 경험이 전무했다. 기관에서 배우거나, 인터넷 정보를 접하거나, 육아 서적을 읽어보는 수밖에 없었다. 얼뜨기 신입생처럼 하나하나 배우다 보니 새삼 이런 생각이 들었다.

'옛날에는 대체 누가 이걸 다 가르쳐 준 거야? 조리원도, 유튜브도 없었을 텐데….'

전통사회에서도 분명히 세대 간에 양육 지식을 나누었을 것이다. 예나 지금이나 처음 아기를 낳으면 돌봄 요령을 배워야 하긴 매한가지다. 하지만 그 모름의 정도가 현대와 차이가 크다는 것이 나의 생각이다. 친척, 이웃, 손위자녀가 아기를 돌보고 거드는 것이 당연했기 때문에 과거의 아기 돌봄은 삶 곳곳에 자연스럽게 녹아 있었다. 그래서 어르고, 먹이고, 트림 시키고, 재우는 것처럼 아기와 함께하는 보통의 삶의 모습을 출산 전에도 그려볼 수가 있다. 하지만 현대인은 재생산에 간접적으로 노출될 기회가 없다는 것도 하나의 허들이 된다. 충분히 자연스럽게 터득할 수 있는 것도 별도의 노력을 통해서 배워야 하는 것이다. (우리 부부는 아기는 재워줘야 잔다는 것도 몰랐다.) 산후조리원을 졸업하자 직접 아기를 챙겨야 해서 더 막막했다. 나의 외할머니는 사남매를 다 키우고도 나와 사촌형제들까지 키워주셨는데, 대체 어떻게 하신 걸까? 새삼 할머니가 그리워지는 날, 전화로 하소연했다.

"할머니, 아가 돌보기가 너무 힘들어요. 아휴, 저는 이 정도일 줄은 몰랐어요."

내 마음의 고향 할머니. 할머니의 대답은 언제나처럼 따사롭겠지?

"으이구, 애 보기가 힘들어? 에어컨 켜놓고 세탁기 돌려가면서 힘들기는 옘병, 느그 어멈 키울 적엔 냇가에서 천기저귀 두들겨가며 빨았다. 요즘 맨치로 키우면야 애 열둘도 키우것다. 신선놀음이 따로 없구먼…."

끄응, 괜히 한마디 꺼냈다가 본전도 못 찾고 야단만 맞았다. 물론 할머니 시절보다 비교할 수 없을 만큼 물질적 여건이 좋아진 것은 부인할 수 없다. 하지만 과거보다 불리한 점도 있다. 저 대화를 나눌 당시에는 벼락같은 불호령에 대꾸도 못 했지만, 늦게나마 반박을 해보자면 이렇다. 지금은 대가족과 이웃이 풍부한 돌봄을 기꺼이 나누는 시대가 아니기 때문에, 나는 출근을 하려면 발 동동 굴러가며 베이비시터를 구해야 한다. 삼십 년 전 할머니는 나를 북적대는 대가족 중 누군가, 혹은 옆집 아주머니들에 맡기곤 하셨지만, 나는 그럴 수가 없다! 내가 에어컨 세탁기와 신선놀음을 한다고는 하지만, 그래도 아기와 눈 마주치고 대화하는 것은 사람이 아니고서는 대신할 수가 없다. 아마 자동 기저귀갈이 로봇이나 자동 수유 기계가 등장해도, 살갗을 맞대는 돌봄의 제공은 여전히 인간의 몫이 될 것이다. 하지만 핵가족 위주의 현대 사회에서 힘을 합쳐 다음 세대를 돌보는 인적 공동체는 잘게 분절되거나, 해체되었다.

이러한 공동 보육의 축소는 또 다른 문제를 일으킨다. 전통적인 확장 대가족 사회에서는 원래 막둥이 동생이나 여러 조카, 동네 이웃을 통해 간접적으로나마 임신, 출산, 육아를 경험하는 것이 일반적이었을 것이다. 그런데 이제 우리는 대가족 생활을 하지 않는 데다 형제자매가 적은 80~90년대생 세대들이 아기 엄마가 되었다. 일가친척이 소규모이며 그들 각각도 아이를 적게 낳거나 낳지 않는 경우도 있다. 초저출산 시대를 살아가는 젊은이들은 재생산에 대한 간접 경험의 기회가 없다시피 하다. 물론 요즘 사람들은 똑똑하기에 임신과 출산을 준비할 때는 나름대로 각종 서적과 유튜브로 예습을 해보지만, 〈논스톱〉 본다고 대학 생활에 잘 적응하는 것은 아니다. 젊은 세대는 스스로의 재생산 경험치를 미리 쌓으며 연습할 기회가 없고, 자신의 재생산 경험에 동참시킬 든든한 협력자가 없다.

모성 신화의 관점에서는 공동체의 결핍이 그리 중요한 문제가 아니다. 절대적 모성 신화에 따르면 간접 경험이 없어도, 협력자가 없어도 어차피 자녀 돌봄은 부모, 그중에서도 엄마의 몫이니 스스로 오롯이 감당해야 한다. 하지만 진화생물학은 또 다른 이야기를 들려준다. 특히 할머니라는 존재에 대한 설명이 인상적이니 들어보자.

포유동물의 암컷은 수명이 다하는 지점까지 생식 능력이 유지된다. 포유류 암컷이 재생산에 기여하는 정도를 생각하면 당연한 양상이며, 폐경이라는 예외적 상황은 인간과 일부 고래 정도에서만 나타난다. 그러니 인간 여성이 폐경으로 생식력이 없는 채로 여전히 삶을 살아간다는 것은 대단히 이례적인 일이다. 번식의 관점에서는 이득이 없어 보이기 때문에 생물학의 커다란 미스터리이다. 하지만 할머니들은 엄연히 존재하며, 평균 수명이 짧은 원시사회에도 보편적인 사회 구성원이었다. 그렇다면 설명이 필요하다. 할머니의 생존은 어떤 생물학적 이점이 있었을까?

폐경의 이유를 설명하는 한 가지 이론은 '할머니 가설'이다. 나이가 들었을 때 스스로의 번식을 중단하고, 대신 지혜와 돌봄을 보탬으로써 손주들의 생존 상승에 기여했다는 것이다. 실제로 할머니의 양육 보조가 영유아기의 생존과 건강에 기여한다는 증거가 있다. 과거의 수렵채집 사회에서는 더 오래 살아남은 사람이 가장 고학력자이다. 할머니의 조력이 있으면 태어난 아기들은 보다 풍요롭게 성장할 가능성이 있으며, 엄마의 부담이 적어지므로 더 많은 아기를 낳을 수도 있다. 할머니는 돌봄 제공뿐만 아니라 생존과 관련해 귀중한 지혜를 나눠줄 수 있다.

이 같은 가설은 양육이라는 과제 앞에서 기성세대와 신진세대의 협력을 시사한다. 또한 할머니 효과는 장기적으로 인류가 장수하는 것에도 기여한다. 오래 사는 할머니의 자손들이 번성하기 때문에 점점 더 장수 경향성이 채택된 것이다. 오호라. 솔직히 말하자면 나처럼 양육 도움을 청하는 입장에서 솔깃한 이론이다. 나는 할머니 가설 이야기를 은근슬쩍 친정 엄마에게 들려주었다.

"엄마! 엄마! 이거 알아? 내가 책에서 봤어. 미국 인류학자가 그러는데 말이야…."

"으이구, 출근하면 애 봐 달라 이거지? 지독한 녀석, 누가 애 부탁하려고 책까지 들이미니? 알았다 알았어!"

물론 할머니 가설의 논지가 양육을 할머니에게 떠넘기라는 뜻은 절대 아니다. 나는 운이 좋게도 여건상 친정 엄마의 도움을 받을 수 있었다. 내가 일과 육아로 정신없는 와중에 친정 엄마 덕분에 숨돌릴 틈이 생긴다는 것은 엄청나게 감사한 일이다. 나는 할머니의 사랑을 듬뿍 받고 자랐고, 우리 아기도 할머니 덕을 톡톡히 누리면서 자라고 있다. 여기에 더해서, 인류학은 할머니 돌봄의 전통과 장점을 한 번 더 상기시켜준다. 그런데 할머니는 이 이야기의 유일한 조연이 아니다.

인류학자 새라 블래퍼 허디에 따르면 인간은 예로부터 다양한 대행 부모를 확보해왔다. 아버지, 조부모는 물론이거니와 친인척, 대부와 대모, 생물학적 아버지일 가능성이 있는 수컷(엄마의 전남친), 친구 등이 협력했다. 아기를 안아주고 먹을 것을 나눠주었으며 생존 기술을 가르쳤다. 전통 사회에서는 손위자녀도 손아래자녀를 돌보는 것이 당연했다.

앞서 다룬 인간의 젖떼기를 떠올려보자. 사람 아기는 다른 영장류에 비해 유난히 일찍 젖을 뗀다. 이것을 통해 엄마는 대사 에너지를 절약해서 다음 작전을 펼칠 수 있는데, 이는 조력자들이 엄마를 대신해서 아기에게 음식을 제공하기 때문에 가능한 일이다. 이렇게 자라난 아이는 자연스럽게 동생, 조카, 이웃 아이를 돌보고 그들과 기꺼이 음식을 나누며 성장했다. 인간 어미에게는 다양한 패가 있었고, 인간 아기는 다양한 도움 덕에 생존했다.

새끼 오랑우탄은 어미가 완전히 독점적으로 양육한다. 암컷 오랑우탄은 무려 반 년 동안 절대로 새끼를 내려놓지 않으며, 그 누구도 자기 새끼를 만지지 못하게 한다. 인간은 다르다. 지금도 존재하는 수렵채집 사회를 관찰해보면, 아기들은 온갖 종류의 대행 부모에게 곧잘 안겨 있다. 이것은 약 330만 년 전 우리의 조상들이 털을 잃기 시작했다는 사실과도 논리적으로 호응한다. 다른 유인원과 달리, 인간 아기는 어미 털을 꼭 쥐고 자력으로 매달려 있기 어려워졌기 때문이다. 모든 조건을 고려했을 때, 육아는 엄마에게만 주어진 몫이 아니었다. 우리는 대행 엄마를 가장 적극적으로 활용하는 종족이다.

○

우리 아기를 키워내는 일에 나와 남편은 당연했고 조부모님들도 기꺼이 손을 걷고 나섰다. 보조적으로 산후관리사, 고모, 베이비시터, 이모할머니까지 참여했다. 친구들과 만났을 때는 그들도 기꺼이 아기를 안아주었고 때때로 놀아주었다. 보다 넓은 차원에서는 내가 갓난아기를 돌볼 수 있게끔 진료 시간을 조정해준 병원 원장님도 조력자이고, 아기의 울음소리를 양해해주는 이웃들도 고마운 조력자이다. 양육 수당이나 보육 시설, 육아 휴직과 같은 사회적 인프라도 조력자이다. 이렇게 인간은 서로 돌아가며 아기를 돌보고, 지식을 전수하며, 협조적으로 자원을 공유한다.

하지만 모성 신화적 관점에서 조력자는 가려지거나 지워진다. 엄마에게만 스포트라이트를 비추고 조연들의 존재감은 무시한다. 모든 공과 과, 노동과 책임이 생물학적 어머니 한 사람에게 돌아가는데, 이것은 사실 인류사와 맞지 않는다. 엄마가 중요하지 않다는 이야기는 결코 아니다. 생물학적 친모는 강력한 호르몬 드라이브를 발판으로 모성 도움닫기를 할 수 있는, 여전히 아기에게 최선의 옵션이다. 하지만 인류 재생산 연대기라는 장편 영화는 엄마의 원 맨쇼가 아니다. 이 이야기의 말미에는 제 몫을 톡톡히 다한 주조연의 긴 목록이 등장한다. 이 스크롤을 감상하는 것은 과도한 모성 신화의 부담을 덜고, 우리가 마땅히 갖추어야 할 촘촘한 사회적 관계망의 중요성을 깨닫게 해준다.

아기의 사회생활

'이 녀석, 엄마 배 속으로 도로 들어가. 일 년쯤 있다가 다시 나오거라!'

아기가 신생아 시절에 자주 하던 생각이다. 여느 산모처럼 나도 관절이 좋지 못해서 아기를 안아주기 버거웠다. 얼른 돌이 지나서 혼자서 걸어 다니면 참 좋겠다는 마음이 간절했다. (막상 혼자 잘 걷게 되니 더 편한 것은 아니다. 아기에게 역동적으로 말썽을 피울 능력이 생긴 것뿐이다.) 젖도 너무 자주 먹여야 해서 내가 도통 잠을 못 자니, 어서 아기가 자라서 하루에 세 끼만 먹기를 간절히 바랐다. 신생아 시기는 체온 조절도 미숙하고 감염에도 치명적이라서 환경과 청결에 각별히 신경 써야 했다. 아기 혼자서 아무것도 할 수 없어서, 먹고 자고 싸는 모든 것을 양육자가 해결해 줄 수밖에 없었다. 엄청나게 고되지만 딱히 불평할 수도 없다. 사회문화가 이상적인 어머니의 모습을 그렇게 묘사하고 있지 않은가? 아기를 위해 무한히 희생하는 숭고한 모습. 그런데 희생은 어디까지나 한쪽이 다른 쪽에게 시혜하는 관계이다.

인내와 희생이 없는 것은 아니지만, '희생' 프레임에 갇히면 아기 돌봄은 순전히 일방적인 노력이니까 더 힘이 빠진다. 나만 힘들고, 나만 애쓰는 대답 없는 무한한 굴레. 과연 아기는 뭘 하고 있을까? 아무래도 팔자 좋게 드러누워 모빌만 보는 것 같다.

인간은 상대적으로 미성숙하게 태어나고 느리게 성장한다. 갓 태어난 인간이 갓 태어난 침팬지 수준으로 발달하려면 꼬박 일 년이 걸린다고 한다. 인간 아이는 너무 이른 시점에 태어나기 때문에 실질적인 임신 기간은 태중 9개월, 생후 12개월을 합쳐 도합 21개월이 적당하다는 설명도 있다. 나는 이 이야기를 듣고 무릎을 탁! 쳤다.

'맞아. 딱 일 년만 늦게 태어나지 그랬어.'

물론 그랬다가는 출산이 불가능해질 테니 망상에 불과하지만, 가능만 하다면 호모 사피엔스도 완숙한 자구력을 갖춘 채로 태어나면 좋지 않겠는가? 산부인과 의사가 유난히 커다랗고 튼튼한 아기를 받을 때는 '아가야, 너는 내일부터 가방 메고 유치원 가거라'라고 농담을 건네곤 한다. 만약 정말로 그게 가능하다면? 아기 시절은 지나치게 취약하지 않을 것이고, 양육자는 아기 키우기가 한결 간편할 것이다. 영아기를 통째로 건너뛸 수 있다면, 미숙한 신생아라는 진화적 '부작용'을 극복할 수 있는 것 아닌가?

이런 생각은 아기가 자라면서 완전히 바뀌었다. 바로 아기의 사회생활을 생생히 목격한 다음부터다. 내가 가장 먼저 발견한 것은 아기의 미소이다.

아기는 생후 두 달쯤 되자 미소를 짓기 시작했다. 간혹 우스운 농담이라도 들었다는 듯이 깔깔거리는 소리도 냈다. 이러한 반응은 신생아의 배냇짓과 구별지어 사회적 미소라고 부른다. '사회적'이란 단어는 그냥 붙은 것이 아니다. 배냇짓은 신경반사지만, 사회적 미소는 말 그대로 타인과의 상호작용의 시작점이다. 아기는 우스꽝스러운 표정을 보거나, 행복할 때, 만족스러울 때 이런 표현을 적극적으로 한다. 울어 젖히는 것도 돌봄 행동을 독촉하는 강력한 무기이지만, 생글생글 웃는 것은 다른 의미에서 엄청나게 매혹적이다. 아기에게 또 하나의 강력한 어필 방법이 생긴 것이다.

생각해보면 아주 독특한 전개다. 사회적 미소를 시작하는 두 달 된 아가는 팔다리도 딱히 자기 의지대로 움직이지 못한다. 젖 빨고 울고 기저귀를 적시는 것 이외의 아무런 기능이 없다시피 한 미약한 존재이다. 수렵과 채집을 하던 원시 인류의 상황에 대입해보면, 당연히 물리적 발달이 우선이어야 할 것 같다. 이동 능력과 신체 조건이야말로 생존에 절대적인데, 고작 목도 못 가누는 녀석이 웃어서 어쩌겠다는 걸까? 갓난아기는 자기 머리 무게도 지탱하지 못해서 항상 조심스럽게 목을 받쳐줘야 한다. 이렇게나 연약한 녀석이 희한하게도 다른 어떤 필수적인 신체 발달 대신에 '미소'를 먼저 시도한다.

아기는 미소로 양육자들의 관심을 끌고 표정을 읽고 원하는 것을 얻는다. 눈을 맞추며 생글생글 웃는 아기에게 저항하는 것은 엄청나게 어려운 일이다. 조금 더 지나면 어설프게나마 옹알이를 시작한다. 초보적인 언어적 의사소통을 연습하기 시작하는데, 이 역시 뒤집기도 시작하기 전이다. 아기는 걷기도 전에 낯익은 사람과 낯선 사람을 구별하고, 자신에게 호의적인 사람을 기가 막히게 가려낸다. 한마디로 아기는 육체적 능력에 비해 사회적 능력이 크게 앞선다. 아기의 뇌는 타인과의 상호작용을 목적으로 삼고 발달해 간다.

시혜가 아니라 연결이 가장 빛을 발하는 시점

아기는 왜 이렇게 많은 사회적 신호를 주고받게 되었을까? 행동뿐만 아니라 아기의 외형과 발달 경로도 연결을 적극적으로 추구한다. 인간 아기는 유난히 지방을 많이 가지고 태어나는데, 이 통통한 외모가 귀여움을 어필하기 위해서라는 설명이 있다. 아기는 전형적으로 턱이 짧고 이마가 톡 튀어나오고 눈의 비율이 크다. 이렇게 특유의 아기다운 얼굴은 사랑스러워 보인다. 아기 특유의 외형은 타인에게서 이타적 행동을 가장 잘 이끌어내는 강력한 신호를 발산한다.

그뿐만 아니다. 아기는 어른을 모방하려고 아주 애를 쓴다. 어른을 모방하는 것은 아기의 학습과 생존에도 도움이 되지만, 서로를 즐겁게 만들고 강력한 유대감을 형성한다. 아기는 상대의 눈을 쳐다보고, 표정을 읽어내서 긍정적 신호와 부정적 신호를 구별한다. 아기는 엄마가 자신에게 반응하지 않고 무표정으로 일관하면, 스트레스를 받으며 괴로워한다.

육아가 지치는 것은 순전히 일방적 행동이라는 기분 때문일 것이다. 하지만 아기가 일방적으로 양육자의 노력에 무임승차 하는 것은 아니다. 갓난아기도 일생일대의 사회생활에 도전한다. 미소는 표정을 인지하고 모방, 반응하는 행위로 아기의 사회화에 중요하다. 아기 입장에서 말 그대로 '사회생활'이다. 우리의 인생 전체에서 가장 필사적인 사회생활은 부장님의 시답잖은 농담에 억지로 박장대소해주던 순간이 아니다. 혼자서는 아무것도 할 수 없는 취약한 상태에서 양육자의 관심을 끌고 적극적으로 반응하며 돌봄을 간절히 갈구하던 순간이다.

이 요청은 공허한 울림이 아니다. 아기와의 호응은 양육자의 뇌속에서 도파민 보상 회로를 작동시킨다. 덕분에 양쪽 모두 행복을 누리고, 상호작용을 반복하도록 유대가 강화된다. 같은 논지에서 인간의 이타적 행동도 일정 부분 아기 돌봄에서 기원하는 것으로 볼 수 있다. 사람들이 가장 기꺼이 돕는 대상이 취약하고, 어려 보이는 외모에, 고통을 겪고 있으며, 즉각적 도움이 필요한 대상이라는 점도 이를 지지한다. 양육이라는 맥락을 아예 벗어날 때조차 우리는 아기의 속성을 지닌 대상을 도울 때 가장 큰 보람을 느낀다.

인간은 사회적 관계망 속에서 살아가고, 아기도 그 안전망 속에 성공적으로 진입해야 생존을 도모할 수 있다. 호모 사피엔스는 가장 빠르거나 가장 힘이 세서 성공한 종족이 아니다. 우리는 연결과 관계를 추구하면서 발전한 종족이다. 끊임없이 타인과 자신을 연결하는 아기 고유의 능력은 육체적 취약함을 상쇄하고도 남는다. 어쩌면 미숙함은 유연함의 또 다른 표현일지도 모른다. 실제로 아기 뇌는 가소성이 특징적이며, 뇌의 대부분은 태어난 이후에 완성된다. 결과적으로 뇌가 가장 폭발적으로 성장하는 시기에 아기는 자궁 속이 아닌 양육자들 사이에 있다. 이는 오히려 인지 능력과 사회적 관계를 고도화하고, 문화와 언어를 체득하기 유리한 조건이다.

아기가 두 살쯤 되자 이 관점이 완전히 납득이 되었다. 아기는 마냥 미약하다고 하기엔 내재된 능력이 엄청나다. 어설프나마 말을 하고, 표정과 몸짓으로 감정을 표현하고, 타인의 의도를 이해하는 것은 내가 일방적으로 주입해서 가능해진 것이 아니다. 아기가 스스로 모방하고 해석하고 흡수하며 터득한 것이다. 제법 인간처럼 보이는 단계까지 도달하는 것은 양육자와 아기의 끈끈한 연결을 통한 합동 작전이다. 만약 그저 자궁 안에 갇혀 있었다면 그 누구와 상호작용할 수 있었겠는가? 무엇을 배울 수 있었겠는가?

애 보는 게 너무 힘들어서 아기를 다른 동물의 조숙한 새끼들과 비교도 해보았고, 영아기를 아예 건너뛰면 육아가 편할 거라는 망상도 남몰래 해보았다. 낳기도 힘들고, 키우기는 더 힘든 미숙한 아기는 순전히 진화의 부작용처럼 보였다. 하지만 아기는 무능하지 않고, 영아기는 인류의 원죄가 아니다. 오히려 기회이자 가능성이다. 아기는 스스로 사회화되는 과정에서 인류를 보다 사회적인 존재로 만들었다. 나에겐 이 풍부한 관계성의 인류사가 모성 신화보다 아름답게 들린다. 재생산은 시혜가 아니라 연결이 가장 빛을 발하는 시점이다.

엄마는 항상 자애로울까

재난이나 괴물은 현실에선 끔찍하지만, 창작물의 소재로는 인기가 많다. 나는 특히 좀비 소재를 흥미로워한다. 그런데 아기를 낳고 나서는 감상이 예전 같지 않다. 가상의 상황에 불과한데도, '어떻게 해야 아기를 지켜낼 수 있을까?'라는 생각에 사로잡혀서 도통 즐기지 못한다. 아기와 좀비 사태를 맞닥뜨려서 도망가야 한다고 치자. 유모차에 아기를 태우는 것이 좋을까? 좀비를 피해서 좁은 통로나 계단을 통과해야 할 수도 있으니, 거추장스런 유모차는 버리고 아기를 품에 안는 것이 나을까? 하지만 아기를 안은 채로는 힘에 부쳐 멀리까지 이동하지 못할뿐더러, 두 팔로 무기를 자유롭게 쓸 수 없다. 아무래도 생필품 운반까지 고려하면 유모차가 유리하겠다. 아니지, 유모차는 아기를 전방에 홀로 태운 채 이동해야 하니, 아기가 무방비 상태다. 우리 아기가 좀비에 물리는 것은 견딜 수 없다! 좀비와 유모차 딜레마는 내 머릿속을 한동안 지배했다. (장기간 숙고와 토론을 거쳐 내린 결론에 따르면, 포대기가 가장 유리할 것 같다. 혹시 아기와 함께 좀비로부터 도망쳐야 한다면, 포대기를 잊지 마시길.)

도무지 있을 법하지 않은 상황까지 가정하는 '엄마의 뇌'는 여러 걱정을 달고 산다. 걱정은 경계 태세로 이어진다. 막 출산한 산모가 예민해지는 것은 하나도 이상한 일이 아니다. 아기에 미칠 수 있는 잠재적 위협에 대한 방어적 반응은 특히 모자지간 연대가 강력한 포유류에서 두드러진다. 엄마의 무조건적인 보호 본능을 일컫는 말로 '어미곰 효과'(mama bear effect)가 있다. 자식을 위해서 물불 가리지 않고 맞서는 모성을 표현하는 영어 관용어이다. 어미토끼나 어미사슴이 아니고 최상위 포식동물 곰을 모성의 화신으로 설정한 것은 모성 본능의 위력을 강조하려는 의도가 있을 것이다.

어미곰 효과는 무력하고 성장이 오래 걸리는 아기를 공들여 키우게끔 하는 신경생리적 압력이며, 특히 조상 인류의 수렵채집 시절을 떠올려 보면 분명히 중요한 효용이 있다. 야생에서 인간 아기는 너무나도 쉽게 죽는다. 산업혁명 이전의 모든 문화권, 모든 시대에서 인간 아기가 성인기까지 자라나는 확률은 고작해야 절반 정도밖에 되지 않았다. 원시시대 양육자는 온갖 위협에 대해 최선의 대비를 하고도 자녀의 상당수를 잃었다. 자연계에 존재하는 독성 물질, 홍수나 태풍 같은 재해, 인간보다 강력한 포식 동물, 창궐하는 전염병, 굶주림, 적대 관계에 있는 부족 등등. 양육자가 대항하고 경계해야 하는 요소는 아주 다양하고 실로 위협적이다.

아기 양육자의 높은 경계는 옥시토신 같은 양육 행동 촉진 호르몬의 영향을 받는다. 경계심뿐만 아니라 기민함, 과감함, 공격성,

행동력이 상승하는 모습이 보이기도 한다. 어라? 포용과 사랑에 대해 말할 때 등장했던 바로 그 호르몬이 또 나왔다. 모성 행동에 대한 연구를 살펴보면 실제로 옥시토신이 증가한 상태에서 낯선 자에 대한 경계 수준이 올라가며, 위험에 대한 과대평가 경향이 나타남을 알 수 있다. 연약한 자식을 지켜야 하는 만큼, 외부 환경과 위협에는 민감해진다. 내집단 편향과 외집단 배척은 옥시토신의 또 다른 효과인 것이다. 내집단은 나와 한편이라는 소속감을 느낄 만한 집단을 말한다. 아기를 포함한 가족은 나와 가장 동질적인 최측근 내집단이다. 한편 외집단은 나와 이질적인 존재로 구별되며, 경쟁과 혐오까지도 불러일으킬 수 있다. 옥시토신은 사랑의 호르몬이라고 하지 않았던가? 이질적인 존재를 품는 것으로 시작한 재생산이 이질적인 존재를 배척하는 결과를 낳을 수도 있다는 것은 아이러니하다.

어쩌면 이것은 모성의 입체적이고 다양한 스펙트럼을 보여주는 것일지도 모른다. 포근함과 따스함을 모성의 이미지로 내세우긴 하지만, 어머니가 되는 것이 한없이 긍정적인 심상만은 아니다. 사람들은 흔히 상냥한 엄마와 과민한 엄마를 별개라고 생각하지만, 엄연히 동시에 양면이 존재한다. 양육을 위한 마음이 형성된 시기는 지금보다 더 많은 위협이 있었다. 아기를 지켜내려면 위협을 적극적으로 탐색하고 극복해야 한다. 너무 천하태평한 것은 불리하다. 그래서 적당한 경계심은 장기적으로 유익하다. 긴장과 스트레스도 나름의 역할이 있다. 아기를 낳으면 아기 위주로 주의력과 정서가 재편된다. 신경을 곤두세우는 것은 피곤하지만, 한편으로는 중요한 일에 최선을 다하게 하는 동력이다.

물론 경계심이 너무 지나치다면 불안해진다. 불안과 쌍을 이루는 것이 우울이다. 자기불일치 이론에 따르면 불안은 실제와 당위의 불일치이고, 우울은 실제와 이상의 불일치이다. 임신, 출산, 육아는 우울함과 흔히 연결되는데, 이에 대해서 여러 가지 설명이 있다. 일단 출산 전후 큰 폭의 호르몬 변동이 관련 있어 보인다. 다른 정신질환처럼 유전과 개인적 소인이라는 영향도 있다. 출산 자체가 상당한 스트레스이기도 하며, 신생아를 키울 때는 잠을 잘 자거나 끼니를 제대로 챙겨먹기 어렵다. 사회적 지원의 수준 역시 우울에 영향을 미친다.

한편, 모성 신화도 일정 부분 책임이 있다는 것이 나의 의견이다. 모성 신화는 엄마에게 아주 높은 이상과 아주 강한 당위를 동시에 설정한다. 이것을 모두 만족시킬 수 있는 사람이 얼마나 될까? 현대처럼 개인의 욕구와 정체성이 다면화된 시대에는 더욱 어렵다. 완벽한 어머니다움에 대한 압박은 불안과 우울을 강화한다. 모성 신화는 '행복'만을 강조하기 때문에 임산부가 스스로 우울과 불안이라는 감정을 인지하고 적절하게 대응하는 것조차 방해한다. 우울한 상태를 엄마답지 않은 모습, 즉 실패한 모성으로 간주하기 때문이다. 현실에서는 양육자에게 불안과 행복, 만족과 예민함처럼 여러 가지 감정과 상태가 공존할 수 있다.

나약하고 이기적인 엄마?

현대에는 걱정거리가 줄어들었다. 높은 생활수준과 발달된 과학으로 무장한 21세기 인류에게 신생아 살인마의 위협 수준은 미미해졌다. 하지만 인간의 기본적인 신경생리는 그리 변하지 않았다. 이제 우리는 다른 것을 경계한다. 나는 굶주린 야생 이리떼 대신에 아파트 산책길에서 만난 손바닥만 한 말티즈가 우리 아기를 향해 짖기라도 할까 봐 초조해했다. 독이 든 열매, 버섯을 먹고 아기가 중독되는 대신에 문틀에 있는 티끌을 핥을까 봐 온 집안을 소독 제품으로 쓸고 닦았다. 전쟁 중인 부족 대신에 혹시나 낯선 사람이 우리 아기에게 해코지를 하지 않을까 염려했다. 하지만 문명이 자기 역할을 다하는 이상, 조금은 태평해지는 것도 괜찮은 생각이다. 어쩌면 보호본능을 다른 곳에 발휘해볼 수도 있다.

이제 우리에게 중요한 것은 아이가 바람직한 사회, 건강한 환경에서 심신의 조화를 이루고 성장하는지 살피는 것이다. 이를테면 근대 초창기에는 가혹한 수준의 아동 노동이 만연했다. 가깝게는 근현대 한국에서도 아이의 성장 과정에서 폭력에 노출되는 것이 상당히 빈번했다. 반면 비교적 최근에는 아동학대나 영유아의 정서적 건강에 대한 의식 수준이 크게 높아졌는데, 이는 아이의 안녕에 대한 관심이 자기 자리를 찾아간 바람직한 경우라고 할 수 있다. 긍정적 영향력에는 기후 변화와 환경 운동 같은 장기적, 범지구적 관점에서의 행동도 포함될 것이다.

다행히 아이들은 더 이상 호랑이에게 물려가거나 우물에 빠져서 죽지 않는다. 전쟁과 기아, 질병도 무섭지만, 비교적 드물거나 멀리 떨어진 나라의 이야기이다. 그러면 문명사회는 치명적인 위협을 모두 제거한 것일까? 현대는 육아 태평성대가 된 것일까? 그렇지 않다. 우리 사회의 아기들은 제대로 돌봐 줄 사람이 없을 때 가장 큰 위기를 겪는다. 그래서 산전·산후 우울증은 보건의료계의 심각한 걱정거리이다. (가벼운 우울감은 병이 아니다. 우울증은 장기적이며, 일시적 감정과 질적으로 다르다.)

최근에야 진지하게 인식되기 시작한 산전·산후 우울증은 임산부 본인뿐만 아니라 아기에게 심각한 위협이다. 정신적으로 무너진 상태에선 바람직한 양육을 할 수 없다. 그리하여 역설적으로 아기를 위해 가장 잘 챙겨야 할 것은 돌보는 사람의 정신건강이다. 주의력과 경계심은 적당할 때만 도움이 된다. 스트레스가 양육자를 잠식하지 않도록 관리하는 것도 바람직한 양육 행동이자 양육 조력의 일부이다.

이제는 걱정거리가 생길 때마다 이게 진짜로 걱정할 만한 것인지 곰곰이 생각해본다. 대부분은 심각한 문제가 아니다. 날마다 좀비 걱정을 하기보다는 느긋해지는 것이 더 나은 방법이다. 이상적인 어머니 상에 부응하려고 무작정 애를 쓰기보다 아기에게 중요한 것에 집중하려고 한다. 힘이 들 때는 주변에 도움을 청하고, 스트레스를 받는 날에는 친구들과 수다를 떤다. 나약하고 이기적인 엄마라서 그런 것일까? 양육은 장기전이고, 나는 아기의 주양육자다. 나는 나의 정서가 아기를 품어주기에 모자람이 없도록 살피고 돌볼 의무가 있다. 튼튼한 정신 건강은 최고의 보호막이다.

숭고하거나, 비참하거나

여성의 신체는 자기 자신이 태어나기도 전인 태아 시기부터 난자를 준비한다. 말하자면 우리 엄마가 할머니의 자궁 속에 있었던 시점부터, 내 유전자의 절반을 가진 엄마의 난자는 수십 년 후 시작될 임신 레이스를 준비하던 참이었다. 그러니 임신은 어떤 면에서 3대가 함께하는 더부살이인 셈이다. 나의 탄생으로 이 오래된 미래가 실현되었을 때에는 신생아에 불과했던 내가 초기 난자를 진작 마련해 둔 참이었다. 이 난자는 또 수십 년이 지나 정자를 만나 수정란이 되었고, 내 아기로 태어났다.

구체적으로 임신 20주가 된 시점의 태아는 600~700만 개나 되는 초기 단계 난자(원시난포)를 준비한다. 이 시기는 아기의 장기가 완전히 성숙되기도 전이고, 자아나 정체성 같은 고차원적인 것들은 낌새도 보이기 전이다. 이 초기 단계의 난자는 단계적으로 성숙한다. 여자아기가 태어날 때, 사춘기, 배란기, 정자를 만나 수정이 될 때 각각 정해진 수순을 밟는다. 그러니 사람의 인생 전체를 두고 보면 재생산은 초경 혹은 결혼과 함께 시작되는 것이 아니다. 이 유구한 사슬은 훨씬 더 깊은 기원을 가지며, 단단한 뿌리는 우리의 의식이 미치지 못하는 지점까지 영향을 미친다.

경이로운 이야기이기는 하지만, 한 가지 의문이 든다. 태어나기도 전부터 시작되는 난포의 예정된 생성과 폐경으로 향하는 운명적인 소멸, 임신에 따른 광범위한 신체적·정신적 변화, 각종 신경 전달물질이 조종하는 출산과 장기간의 양육 행동. 이러한 과학적 사실들은 의지와 무관하게 작동하는 재생산 기계를 연상시킨다. 유전자에 설계된 뇌신경 회로와 생식기관의 작동 원리를 평면적으로 해석한다면 그렇게 보일지도 모른다. (번식을 위해 태어난 자 여성이여, 번식을 위해 살지어다!)

어쩌면 이것은 생물학의 이름을 빌린 또 다른 모성 신화가 되는 것이 아닐까? 더 교묘해진 사회적 억압이 되어버리지는 않을까? 하지만 여성의 신체에 재생산 잠재성이 있다는 것은 재생산을 의무로 삼는 것과는 완전히 다른 문제이다. 호모 사피엔스의 의식 세계는 역시나 인과를 참으로 좋아해서 성질을 당위로 오해하기 마련이다. 이는 인간이 의도를 가진 행위자로서 목적을 연상하는 습관이 있기 때문일 것이다.

인간의 목적론적 세계관은 언어에서도 잘 드러난다. 우리는 강물이 바다를 만나기 위해 흘러간다는 표현을 아무 거리낌 없이 쓴다. 그런데 강물에게는 바다를 만나겠다는 목적이 없다. 강물은 중력에 이끌려 더 낮은 곳으로 흐르다 보니 바다와 만날 뿐이다. 의지가 없는 행동에도 목적이라는 렌즈를 씌워 보는 이유는 있다. 이해하기 편하기 때문이다. 이 글을 포함한 통상적인 설명도 목적이 없는 주체에게 마치 목적이 있는 듯이 표현하곤 한다. '새에게는 날기 위한 날개가 진화했다'라고 설명하면 직관적이다. 하지만 진실은 이렇다.

'깃털과 같은 비행 연관 표현형을 지닌 개체에게 적합도 이득(생존과 번식에 더 유리)이 존재했고, 유전을 통해 이 형질이 후세에게 전달되며 누적된 변화를 통해 점진적으로 날개가 되었다.'

모든 문장을 이런 식으로 쓰면 아무도 내 글을 안 읽어줄 것이다.

생물의 속성은 목적 또는 당위와 관련이 없다. 생존과 번식에 유리한 특성들이 세대를 거쳐 우세해진 것뿐이다. 섹스라면 질색 팔색하고, 출산을 견뎌내지 못하고, 아기를 키우는 것에서 아무런 기쁨을 느끼지 못했던 존재들도 있기는 했겠지만, 그들은 우리의 조상이 아니다. 우리의 조상은 섹스를 좋아하고, 짝을 맺어 애착을 형성하며, 어렵긴 해도 출산을 해내고, 아기 때문에 행복해하는 존재들이었다. 그렇게 우리 조상들의 경향성과 신체 구조와 신경생리는 우리에게 남겨져 있다.

'그래서 뭐? …'

그냥 그렇다는 것뿐이다. 이런 사실들은 아무것도 지시하지 않고, 모성을 신성화하지도 않는다. 요즘은 조상의 선택과 반대로 사는 사람들도 많다. 여자라면 꼭 출산을 해야 한다는 생각은 이제 반박하기도 무안할 만큼 너무 촌스럽다.

모든 것에 고유의 목적이 있다는 관념은 뿌리가 깊다. 목적론적 세계관으로 가장 유명한 사람이 아리스토텔레스이다. 서양 철학에 깊은 유산을 남긴 아리스토텔레스는 본능에 대한 이성의 우월성을 강조했다. 지적인 능력이야말로 인간에게 고유하며, 목적을 이루게끔 하고, 삶의 핵심적 근원이라고 생각했다. 인간 이성에 대한 찬양은 고대 그리스 철학자를 소환해야 할 만큼 역사가 오래되었다. 물론 서구 사상에 미친 영향력도 엄청나다. 시간이 흘러 데카르트에 이르게 되면 몸과 마음은 완전히 분리된다. 이런 세계관에서 육체는 상대적으로 비천하고, 껍데기이며, 물질적 한계가 될 뿐이다. 자연히 본능과 육체에 기반하는 경험을 동물적이며 하등하다고 생각하게 된다.

이성과 육신의 위계질서 아래서, 재생산은 몹시 유감스러운 경험이 된다. 1장에서 이미 살펴본 바와 같이 재생산은 본능과 육체성이 두드러진다. 육신 때문에 영혼이 침범당한다고 여길 법도 하다. 나는 임신했을 때 딱 한 번 특정 음식이 너무 먹고 싶어서 발을 동동 굴렀다. 하필이면 한밤중에 파김치가 먹고 싶었는데, 어찌나 간절했는지 초조할 지경이었다. 평소에 딱히 좋아하는 음식도 아닌데, 파김치 못 먹으면 큰일 난다는 감각에 사로잡혔다. 다행히 배달 서비스로 주문이 가능했고, 나는 마음이 급한 나머지 받자마자 현관에서 맨손으로 파김치를 먹었다. (남편은 그때 받은 충격이 너무 커서 자주 그 순간을 회상한다.) 맑은 이성을 가진 고귀한 인간이라면 어찌 저런 짐승 같은 행동을 하겠는가? 재생산은 하등한 동물로 추락하는 경험이 된다. 하지만 나는 이런 위계에 동의하지 않는다. 임신과 출산은 변화를 동반하지만, 그것은 우열을 논할 만한 것이 아니다.

모유 수유를 예로 들어보자. 모유 수유의 난점 중 하나는 산모들이 종종 그 행위를 '젖소 같아서 싫다'며 거부감을 느낀다는 것이다. 젖 먹이는 일이 낯설게 느껴진다는 것은 이해가 가지만, 한편으로는 수유를 다른 '문명화된' 행위보다 낮잡아 보는 시각이 엿보인다. 현대에는 우유를 먹는 사람은 많지만 모유를 먹는 사람은 적어서 보통 젖 하면 사람보다 젖소가 먼저 생각난다. 그렇다면 수유가 동물을 연상시키는 특징이라 싫은 것일까? 그런데 동물과 연관된 속성이 반드시 부정적인 것은 아니다. 우리는 아첨꾼을 개에 비유할 때도 있지만, 용맹함을 사자에 비견하기도 한다. 동물 그 자체보다는 해당 특징에 대한 긍정적 또는 부정적 인식이 말의 쓰임을 다르게 한다.

모유 수유를 원하지 않으면 안 해도 된다. 하지만 '젖소 같다'는 비하적 표현은 몇 가지 차원에서 반박이 가능하다. 일단 포유류라는 점에서는 인간이 젖소와 달라야 할 이유가 없다. 모든 포유류에게는 수유를 하게끔 하는 공통적인 설계 방식이 적용되었다. 생존과 번식에 핵심적인 행위를 하면 뇌가 보상을 준다. 도파민 보상 회로가 관여해서 그 행위를 연거푸 반복할 수 있게끔 행복을 출력해준다. (그래야 이 힘든 일을 계속 해낼 수 있다.)

모유 수유도 행복할 수는 있겠지만 본능적인 쾌락에 불과하다고 주장할 수도 있다. 소변 배설의 해방감처럼, 원시적 뇌가 작동할 뿐이라고 말이다. 하지만 인간의 돌봄 행위는 엄마와 아기라는 관계 맥락 속에서 이루어지기 때문에 대뇌 피질, 즉 고차원적인 부분이 동시에 관여한다. 행복의 위계를 나누는 것도 조금 애매한데, 인간의 활동은 복합적 동기와 보상이 있기 마련이다. 그래서 아주 지적이고 고상해 보이는 활동도 기저에는 인정욕구나 승리감처럼 근원적인 쾌락이 보상으로 작동한다. 만약 이 책이 베스트셀러가 된다면 나는 무척 기쁠 텐데, 그런 종류의 행복도 도파민 보상 회로가 관여한다는 점은 동일하다.

마지막으로 우리는 어차피 젖소가 될 수 없다. 젖소 한 마리는 하루에 무려 20킬로그램의 우유를 생산한다. 인간의 모유 양은 젖소가 보면 코웃음을 칠 것이다. 젖소는 우유 생산이라는 분명한 목적으로 개량되어서 그렇게 많은 젖을 만들 수 있다. 고맙기는 해도 닮고 싶지는 않은 이유이다. 하지만 인간은 가축이 아니고, 다른 종족이 인간의 젖을 뺏으려고 인위적으로 우리를 개량한 적도 없다. 강압이나 거래에 의한 예외적인 경우가 아니라면, 자기 자식을 먹이는 모유 생산은 산업적이거나 착취적이지 않다.

생명이 누리는 쾌와 불쾌는 두뇌 속의 신경생리에서 파생한다. 행복은 대체로 도파민, 세로토닌, 옥시토신, 엔도르핀 등 생화학적 분자의 조합이다. 물질과 분리되어 영혼만 존재하는 인간이 있다면 그는 행복을 느낄 수 없다. 배부른 포만감, 친밀한 안정감, 휴식과 편안한 잠자리, 섹스와 오르가즘, 짜릿한 성취와 승리, 배설의 해방감 등등. 인간의 문화가 고도화하면서 어떤 것은 새롭게 생겨나거나 형태를 바꾸기도 한다. 직장에서 승진, 홀인원 성공, 위대한 예술 창작처럼. 그래도 본질은 다르지 않다. 과학 연구가 거듭될수록 인간의 생물학적 속성이 인간 정신과 문화의 많은 부분을 설명해내고 있다. 애초에 마음과 몸은 하나이기 때문이다. 고매한 이성과 따로 떼어낼 수 있는 열등한 몸뚱이 같은 것은 없다.

아기를 품고, 낳고, 키우는 것은 그냥 해도 힘들다. 그 와중에 이것이야말로 여성에게 부여된 숭고한 목적이라고 생각하면 피곤해지고, 여성을 추락하게 만드는 원흉이라고 생각하면 비참해진다. 재생산을 흔히 여정에 비유하는데, 불필요한 짐은 훌훌 털어두는 것이 낫다. 과장이나 폄하 없는 온전한 이해야말로 이 길을 헤쳐나가는 데 길잡이가 된다.

창백한 회색 점

"그래서, 어디가 얼굴이야?"

"에이, 아직 5주밖에 안 되었는걸. 여기 찍힌 회색 점이 배아야."

"어디? 잘 안 보이는데…."

내가 처음으로 임신을 확인한 날이었다. 남편은 내 말이 못 미더운 듯 한 장의 흑백사진을 이리저리 훑었다. 아마도 내가 평소처럼 고약한 장난을 친다고 생각하는 것 같았다. 그전 주에 두 줄이 선명히 나타난 임신 테스트기를 그 앞에서 흔들어 보였을 때에도 이렇게 의구심 가득한 반응이었다. 병원에서 산모 진료할 때 쓴 임신 테스트기를 집까지 가져와서 자기를 놀리는 것 아니냐는 이야기였다.

'다른 남편들은 아내의 임신 소식을 들으면 놀라고, 감동하고, 어떤 경우엔 눈물까지 보인다던데!'

아직 전문의 경력이 짧은 의사인 나로서는 임신을 몸소 경험하는 것이 진료에 도움이 되었다. 내향적인 데다 과학적인 것, 합리적인 것을 선호하는 나는 임산부를 보는 의사 치고 너무 '덤덤한' 편이었다. 그래서였을까? 임신을 계획하면서부터 막연하게 한 가지 기대를 품게 되었다.

'내가 직접 임신을 경험하면, 산모를 더 잘 이해하게 되겠지. 공감할 수 있는 부분도 많아질 거고.'

그 덕에 몇몇 임신 초기 증상들이 슬슬 나를 괴롭히기 시작했는데도, 마냥 짜증나지만은 않았다. 입덧이 뱃멀미와 비슷한 느낌이라는 것을 체감할 수 있었고, 소변이 자주 마려운 것이 얼마나 불편한지도 알게 되었다. 이것은 더 나중 일이긴 하지만, 배가 봉긋하게 솟아오르기 시작하자 나에게 진료를 받는 임산부들이 무척 좋아했다.

"어머나! 선생님도 임신하셨네요! 호호호."

내가 그들과 같은 처지라는 것을 발견한 산모들은 적극적으로 반가움을 표현했다. 어쩐지 임산부 진료에 자신감이 붙었다. 동질감에 힘입어 진료 중에 큰 의미 없는 맞장구도 꽤나 오래 얻게 되었다. 그 사이에도 환자들은 임신을 하고 싶다며, 혹은 한 것 같다며 찾아왔다.

한 산모는 임신 8주차인데 아기 심장박동이 안 보였다. 분명히 지난주엔 보였던 태아의 심장박동이 거짓말같이 사라져 버리자 가슴이 철렁했다. 나는 초기 유산이라는 좋지 않은 이야기를 꺼내야만 했다. 삽시간에 눈물바다가 된 산모와 남편에게 입을 열었다.

"사실 유산은 제법 흔한 일이에요. 그것도 이렇게 임신 초기라면요. 대부분 발달 과정에서 염색체 문제로 일어나는 일입니다. 산모분이 잘못한 건 전혀 없어요. 오히려, 머지않아 다음 임신이 잘되어서 찾아오는 분들이 대부분입니다."

산모가 쉰 목소리로 다시 물었다.

"얼마나 흔한데요?"

"10~20퍼센트, 그러니까 열 명 중 한두 명이 경험하는 일이에요. 주변에 잘 알리지 않기 때문에 흔하다는 걸 알기 어려웠을 거예요."

순간, 내가 하는 말이 음향이 되어서 다시 내 귀로 들어왔다.

'초기 유산은 흔하다.'

이때 나는 임신 6주였고, 아직 아기 심장 뛰는 것을 보지 못한 상태였다. 냉정히 생각해보면 섣불리 유산을 걱정하기보다는 조금만 더 기다려 보면 될 일이다. 하지만 덜컥 겁이 났고, 갑자기 비이성적인 초조함이 밀려들었다. 그러고 보니, 내 아기는 잘 크고 있는 건가?

병원 접수를 마감할 때쯤 옆 진료실의 문을 두드렸다. 같은 병원에서 근무하는 여자 산부인과 선생님이 반갑게 문을 열었다. 그 선생님은 경력이 나보다 훨씬 길고, 아직 아이가 없는 분이었다. 마음을 편하게 해줘서 산모들에게 인기가 많았다. 나의 임신 사실을 알리면서 조심스레 초음파 검사를 부탁했다.

"아이고 세상에, 임신 축하해요. 어디 한번 볼까요?"

초음파 기계가 내 배 속에서 깜박이는 작은 점을 금세 찾아냈다.

"지금 5밀리미터니까 6주 크기예요. 심장박동 뛰는 거 보이죠?"

"선생님, 애기 심박이 보여서 다행이에요. 사실 방금 제 환자 한 분 초기 유산 진단을 하고 나니 갑자기 겁이 나서 찾아왔어요…."

스스로의 호들갑스러운 걱정이 전문가답지 않다고 생각해서 마지막엔 목소리가 약간 기어들어갔다. 하지만 그녀는 신경도 쓰지 않는다는 듯이 연신 초음파 기계의 버튼을 누르며 말을 이었다.

"지금 심장 잘 뛰니까 너무 걱정하지 말아요. 그보다, 임신 초기인데 병원일 하기 힘들죠? 속도 안 좋고 울렁거리기 시작할 텐데, 괜찮아요?"

나는 환자의 마음 절반과 동료의 마음 절반을 가지고 조심스레 물어봤다. 평소 같으면 행여나 선배 의사에게 무례한 이야기가 될까 봐 하지 않았을 텐데, 그 순간에는 궁금해서 견딜 수가 없었다.

"선생님께선 산모 마음을 너무 잘 아시네요! 혹시, 자녀가 없으신데, 어떻게 그렇게 이해를 잘하시나요?"

아기집이 제일 잘 찍힌 사진을 골라 출력해 건네주면서, 옆방 선생님은 마치 재미난 농담을 들었다는 듯이 깔깔 웃었다.

"에이, 임신 그거 꼭 해봐야 아나! 사람 마음이 다 똑같죠. 선생님도 산부인과 의사지만, 자기가 임신하면 느낌이 다르잖아요. 처음 겪는 일인데 당연히 걱정도 될 거고. 누구나 비슷해요."

나는 그 희끄무레한 점이 찍힌 사진을 들고 되뇌었다. 어쩐지 부끄러운 느낌이 들었다.

"아, 그렇죠. 사람이, 사람 마음이란 게, 똑같죠."

도대체 왜 임신을 해야만 임산부를 이해할 수 있다고 생각했을까? 저 짧은 대화를 나눈 후에 깊이 반성하게 되었다. 인간에게는 타인과 공명하기 위한 설비가 갖춰져 있다. 우리에게 공감을 위한 신경세포(거울 뉴런)가 있고 교류를 위한 언어가 있고 사회적 관계망이 있다. 미루어 짐작할 수 있는 능력이 있어서 모든 것을 경험하지 못할지언정 남과 입장을 바꿔볼 수 있고, 문학 같은 가상 상황에도 몰입할 수 있다. 따라서 엄밀히 말하자면, 인간은 인간을 이해할 수 있고 거기엔 당연히 임산부도 포함된다. 게다가 나는 직업적으로 산모를 돌보니까 그렇게 해야 할 의무마저 있다. 그런데 나도 모르게 내가 임신하는 차례가 오기 전까지 그 책임을 마음 한 구석에 치워둔 것이다. '그들'은 '특수'하기 때문에 내가 그들의 일원이 되기 전까지는 진정으로 공감하기 어렵다고 간주한 것이다. 얼마나 편의주의적 발상인가. 편견은 다른 곳이 아닌, 내 안에 있었다.

모성에 대한 특수화는 모성 신화의 또 다른 해로움이다. 모성 신화는 엄마에게 여러 가지 조건을 붙이고 제한적인 몇몇 사람들에게만 모성을 부여한다. 전형적인 모성 신화의 대상은 배가 잔뜩 부른 임신부이거나 어린 아기를 품에 안고 있어야 한다. 사회에서 이런 사람들은 한 줌밖에 안 된다. (특히 한국의 출산율을 고려한다면 말이다.) 다수자 집단은 그 특수한 상황을 이해하기도 어려울뿐더러 책임을 나눠 질 필요도 없다. 모성을 소수자들에게 떠민 덕분에 대부분의 사회 구성원은 어머니다움에서 간단하게 면제된다.

　하지만 모성에서 기원한 것들을 살펴보자. 애착, 돌봄, 공감, 이타심, 배려, 사랑, 측은지심 같은 것들이 떠오른다. 인간성을 이루는 것들이다. 넓은 의미의 모성은 누구에게나 있으며, 사회에는 공기처럼 모성이 풍부한 것이 바람직하다. 앞에서 열거한 보편적인 가치를 함양하는 것은 임신과 출산 여부는 물론 성별과 나이도 무관하다.

○

　아래의 사진에 보이는 원 안의 희미한 점은 지구이다. 1990년, 태양계 바깥을 향해 날아가던 보이저 1호는 카메라를 끄기 전 외부 우주를 향하던 방향을 180도 돌려서 60억 킬로미터 떨어진 고향, 지구의 사진을 찍는다. 칼 세이건의 설득으로 찍게 된 이 사진은 '창백한 푸른 점'이라는 제목으로 지금도 회자된다. 이 광활한 우주에서 지구는 그저 한 개의 점일 뿐이다. 그 모습에는 이 점 위에서 살아가는 사람들에게 불러일으키는 형언할 수 없는 감동이 있다.

보이저 1호가 찍은 지구의 모습. 출처: NASA/JPL-Caltech

그날, 아직은 배아에 불과한 내 아기의 초음파 사진을 쥐고 집으로
돌아가는 길이었다. 나는 그 사진과 칼 세이건의 시가 생각났다.

저 작은 점을 보라. 저곳이 여기이며, 고향이며, 우리이다.

내 손 안의 초음파 사진에는 내 아기가 흐릿한 점 하나로 찍혀
있었다. 멀리서 바라본 지구가 하나의 창백한 푸른 점인 것처럼, 수
태의 시점에서 바라보면 인간도 다 그렇게 희끄무레한 점으로 보
인다. 모든 사람이 한때는 불과 몇 센티미터의 물주머니를 우주로
삼고 부유하는 먼지였다. 창백한 푸른 점 위에서 태어난 자들은 피
부색과 계급, 빈부와 성별과 상관없이 정확히 같은 모습이었다. 그

러니 사람의 마음이 본질적으로 비슷하다는 것도 이상한 일은 아니다.

공감에는 인지적 공감과 감정적 공감, 두 종류가 있다. 인지적 공감이 타인의 관점을 인지한다면, 감정적 공감은 타인의 정서를 반영한다. 나는 임신이라는 개인적 경험이, 의사로서 산모들을 이해할 수 있게 해주리라고 기대했다. 물론 이것도 어느 정도는 사실이다. 특히 감정적 공감에는 유리할 것이다. 하지만 인지적 공감을 통해 의식적으로 사고한다면 훨씬 더 폭넓은 이해심을 발휘할 수 있다. 따라서 같은 경험을 해본 사람만 나를 이해할 수 있다는 주장은 어찌 보면 오만에 불과하다. 타인을 이해하려는 시도는 언제나 유효하다.

재생산은 특정 성별이나 특정 연령대에게만 해당하는 주제가 아니다. 양육의 경험이 있거나, 엄마이거나, 부부로 결합된 정상 가족을 이루고 있어야만 해당되는 것도 아니다. 지구에 태어난 이상 우리는 모두 이 서사에 얽혀 있다. 모든 이의 최초의 초상을 목격하는 것은 모성을 바라보는 우리의 관점을 바꾸어 준다.

저 작은 회색 점을 보라. 그대이고, 나이고, 우리이다.

아기를 낳던 날이었다. 아기의 심장 문제와 양수 부족 때문에 분만이 예정보다 당겨진 터라 조금 심란했지만, 한편으로는 묘하게 흥분되었다. 남이 아기 낳는 것만 봤지 내가 아기를 낳는 것은 처음이었다. 내가 분만의 주체가 된다고 하니 새삼스러웠다. 수백 번 읽어서 페이지가 너덜너덜해진 소설책 속으로 직접 들어가는 기분이었다. 그런데 내가 읽던 소설은 출산과 함께 끝이 난다. (그렇게 아기 낳고 행복하게 오래오래 살았답니다.)

현실은 달랐다. 기진맥진한 내 품 안에는 자그마한 아기가 덩그러니 남겨졌다.

'이제 어떡하지?'

식은땀이 흘렀다. 의학은 임신과 출산, 산모와 신생아를 따로따로 떼어놓고 다룬다. 하지만 삶은 그렇지 않다. 인생은 연속적이다. 이 책에서 우리가 출산을 기준으로 하되, 임신과 초기 육아의 경험 전체를 '재생산'이라는 단어로 합쳐서 표현한 것은 그런 이유에서다.

뉴스에 '출산'이라는 단어가 적지 않게 등장한다. 나날이 역대 최저를 기록하는 한국의 출산율 때문이다. 원인 분석도, 해법도 넘쳐나지만 경제 논리나 인구 구조의 관점에 초점을 맞추고 있다. 태어난 아기가 살아갈 삶과 그 아이를 낳는 주체인 여성의 서사에는 그리 주목하지 않는 것 같다.

물론 내가 모든 임산부를 대표하지 못하고, 내 개인적인 견해가 산부인과 의사 전체를 대변하지도 못한다. 어쨌든 나도 아기를 임신하고, 낳고, 키우면서 행복감 못지않은 배신감을 느꼈다. 출산에 대해서 배울 만큼 배웠다고 생각했는데도 거의 모든 것이 예상을 빗겨갔다. 나도 그랬으니, 다른 산모들도 유사한 경험을 하지 않을까? 착륙하는 비행기로 따지자면, 재생산은 경착륙에 가까운 경험일 때가 많다. 모든 것을 계획해서 행동하고, 효율과 가성비를 셈하는 똑똑한 현대인들이 왜 이런 불시착을 경험할까?

비록 '배신'이라는 단어를 썼지만 출산의 부정적 측면만을 강조하지는 않았다. 출산을 폄하하거나 말리려는 의도 또한 없었다. 신화도 비극도 아닌, 현실이자 육체이며 인생인 재생산을 조망해보고 싶었다. 만약 이 시도가 재생산 연착륙에 조금이라도 도움이 된다면 커다란 보람이 될 것이다. 다만 인체의 생리에 집중하는 직업적 한계를 뛰어넘기엔 역부족이었다. 글쓴이의 역량 부족으로 재생산 경험을 빚어내는 사회문화적 지형을 충분히 다루지 못한 것은 아쉽다.

이 글은 학술적 내용을 가능한 최소화했다. 만약 의사나 과학자가 읽는다면 두루뭉술한 서술이 불만족스러울 수도 있을 것이다. 변명을 하자면, 엄정함은 부족할지언정 쉽게 읽히기를 바랐다. 어설프게 파편적인 의학 정보를 제시했다가 괜한 오해를 불러일으키는 것이 걱정스럽기도 했다. 이 책의 내용은 나의 관점과 경험에 기반하기에 개별 의학적 상황에 대입할 수 없다. 실용적 정보와 의학 지식은 산부인과학 권위자들의 다른 책을 통해 얻기를 조심스레 권하는 바이다. 별도로 '더 읽을거리'를 통해서 이 글의 뼈대가 되어준 훌륭한 과학 교양서적을 추천한다. 또한 이 글에 등장하는 환자와 산모의 일화는 개인이 특정되지 않도록 변형하였다. 나와 우리 가족 이야기만 사실 그대로이다.

마지막으로 최고의 과학저술 멘토였고 추천사를 써주신 이은희 작가님, 기꺼이 감수를 맡아주신 서울대학교 박한선 교수님께 감사드린다. 갓난아기를 키우는 마음으로 초보 저술가의 엉성한 글을 책으로 엮어준 출판사에 감사드린다. 사랑하는 아기를 건강하게 만나게 해주셨을 뿐만 아니라, 글 쓰는 의사라는 롤모델이 되어주신 오수영 교수님께 감사드린다. 이 책을 쓰는 데 필요한 모든 영감, 동기, 에너지와 지원은 전적으로 나의 사랑하는 가족에게 빚을 졌다. 깊은 감사를 전한다.

임신, 출산 그리고 수유

임신 후 여성은 몸 전체의 무거움을 느낀다. 눈앞이 어두워지거나 두통을 겪는 경우도 있다. 이런 증상은 종종 임신 10일경부터 나타나는데, 과도한 체액으로 얼마나 부담을 느끼는지에 따라서 더 빠르게 나타날 수도 있다. 대부분 메스꺼움을 느끼며, 특히 월경이 중단된 후 (자궁을 향하는) 체액이 유방으로 방향을 바꾸기 전에 이런 증상이 흔하다. 어떤 여성은 임산 초기에 힘들어하고, 어떤 여성은 태아가 성장하는 임신 후기에 힘들어한다. 임신 막바지에 소변을 보기 힘들어하는 여성도 있다. 임부는 다양한 갈망과 급격한 기분 변화를 느낀다. 어떤 사람은 이를 '담쟁이 병'이라고 부른다. (아리스토텔레스, 『동물지』, 제7권 4부)

몸 안에 새끼를 키우는 태반류, 정확히 말하면 태반하강에 속하는 동물은 상대적으로 드뭅니다. 전체 동물 중 5퍼센트만이 포유류이며, 그중 94퍼센트가 태반류죠. 기나긴 진화사를 돌이켜봤을 때 몸 안에 새끼를 키우는 방식은 비교적 최근에 등장한 신기술입니다. 동물 대부분은 알을 몸 밖에 낳습니다. 일부가 둥지를 만들거나 깃털로 알을 품기 시작했고, 그러다가 아예 몸 안에 알을 낳기 시작한 것이 바로 태반류라고 할 수 있습니다.

우리는 모두 태반포유류이므로 이런 방식의 번식이 자연스럽게 느껴집니다. 그러나 몸 안에 알을 낳는 모체에게는 '자연스럽지' 않은 도전입니다. 태아는 마치 기생체처럼 어머니의 몸 안에서 산소와 에너지를 쏙쏙 빼먹습니다. 물론 어머니는 기꺼이 자원을 제공할 의사가 있습니다. 하지만 아기는 그런 호의에 감사는커녕, 아무리 주어도 부족하다고 난리입니다.

아리스토텔레스가 살던 고대 그리스에서는 임부의 심리적 변화를 왜 '담쟁이 병'라고 했을까요? 이에 대한 설명은 알려져 있지 않습니다. 그런데 흥미롭게도 태반은 엄마의 자궁을 마치 덩굴식물이 주변의 숲을 파고들 듯 침입합니다. 종종 덩굴식물은 자신이 타고 올라가는 나무를 고사시키기도 하죠. 벽을 타고 올라가는 담쟁이덩굴은 아름다워 보이지만, 어머니의 몸속에서 덩굴식물처럼 뻗어 나가는 아기의 태반은 임신 기간 내내 어머니를 힘들게 합니다.

체내 임신은 어머니와 아기의 자원을 둘러싼 진화적 줄다리기입니다. 대개 어머니는 기꺼이 져주는 편을 택합니다. 그런 어머니가 자손을 많이 남겼을 테니까요. 따라서 임신 기간 내내 힘들 수밖에 없습니다. 태반류가 진화한 지 수천만 년이 지났지만, 여전히 임신 중에 짜증스럽고, 속상하고, 변덕스럽고, 고통을 겪는 이유입니다. 몸 안에서 아기를 키우는 한, 아마 앞으로도 영원히 그럴 것입니다.

○

> (인간과 달리) 다른 동물은 출산 시 진통을 겪지 않는다. 큰 어려움 없이 출산하는 것이 분명하다. 그러나 인간의 여성은 출산 시 고통이 아주 심하며, 특히 앉아서 생활하는 습관을 가진 사람이나 가슴이 약하고 숨이 찬 사람들이 더 그러하다. 출산 중에 숨을 쉬면서 힘을 주다가, 그걸 견뎌내지 못하면 분만은 아주 어려워진다. (같은 책, 9부)

원래 아리스토텔레스의 아버지는 의사였습니다. 어린 시절 아버지를 여의지 않았다면, 당시 전통에 따라 아리스토텔레스도 의사가 되었을 겁니다. 이런 이유 때문인지 그가 쓴 『동물지』는 인간과 동물을 잘 비교하고 있고, 의학적 내용도 많습니다. 아리스토텔레스는 최초의 비교생물학자입니다. 그는 두 번의 결혼을 통해서 딸과 아들을 한 명씩 낳았습니다. 아내의 출산 과정을 보면서 과학적 의문을 품었을지도 모릅니다. 왜 인간만이 저렇게 힘들게 아기를 낳는가?

인간 산모의 오랜 진통, 그리고 난산은 진화적으로 매우 예외적인 현상입니다. 근대 사회 이전에는 수많은 여성, 그리고 태아가 분만을 전후해서 사망했습니다. 거의 열 명 중 한 명입니다. 이렇게 심각하게 적합도 저하를 일으키는 형질은 진화하기 어렵습니다. 아마 두발걷기와 대뇌화를 난산과 맞바꾼 것으로 추정합니다. 즉 인간을 가장 인간답게 만들어주는 특징 두 가지는 어머니의 희생을 통해 이뤄낸 값비싼 성과라는 것이죠.

따라서 인간이 인간성을 포기하지 않는 한, 출산은 고통스러울 수밖에 없습니다. 하지만 이렇게 힘겹게 이뤄낸 대뇌화를 통해서 점점 출산의 고통에서 자유로워지고 있습니다. 기원전 18세기경 문서로 추정되는 '카훈 파피루스'에는 산부인과 시술에 관한 이야기가 자세하게 적혀 있습니다. 물론 주산기 사망률이 실질적으로 크게 낮아지는 데는 오랜 세월이 걸렸지만, 이를 이뤄낸 원동력은 바로 목숨을 건 출산을 통해 얻어낸 대뇌화, 대뇌화를 통한 인류 문명, 그리고 문명 초기부터 있었던 의학이었습니다.

인류 최초의 전문직은 흔히 의사라고 합니다. 그런데 환자가 있어야 의사가 필요합니다. 그래서 질병이 창궐하기 시작한 신석기 시대에 의사가 나타났다고 합니다. 하지만 그전에는 의사가 없었을까요? 아마 구석기 시대의 가장 심각한 질병은 난산이었을 것입니다. 그렇다면 최초의 의사는 산파, 즉 산과 의사였을지도 모르죠. 영어로 산파를 미드와이프(midwife)라고 하는데, '여성과 함께(with woman)'이라는 뜻입니다.

지금까지 지구상에 존재했던 총 500억 명의 호미닌은 모두 탄생의 고통을 경험했습니다. 그중 약 절반은 출산의 고통도 겪었죠. 그런데 태곳적부터 그 과정에 늘 함께했던 사람이 있습니다. 수백만 년 전, 두발걷기에 적합한 골반이 진화한 무렵, 인간이 아직 말을 하지도 못하던 때, 심지어 옷이나 집을 만들지도 못하던 희미한 여명의 시기입니다. 그 오랜 과거부터 산모의 힘겨운 출산을 도와주고, 아기의 탄생을 곁에서 지켜본 인류 최초의 의사, 바로 이 책의 저자입니다.

○

출산 이후, 여성은 젖을 분비한다. 어떤 여성은 유두뿐 아니라, 가슴의 다른 부분 혹은 겨드랑이에서도 젖이 나온다. 가슴에는 뭉치처럼 딱딱한 부분이 존재하게 되는데, 이는 수분이 처리되지 않고 내부에 쌓여서 생긴다. 보통 수분은 여러 방향으로 이동할 수 없기 때문에 수유하는 동안에는 대개 월경이 일어나지 않으나, 월경을 하는 경우도 있다. (같은 책, 11부)

포유류는 태반류가 진화하기 이전부터 있었습니다. 원시적 포유류는 알을 낳은 후, 알에서 깨어난 새끼에게 젖을 먹입니다. 오리너구리가 그렇죠. 연약한 새끼에게 몸에서 나오는 분비물을 직접 먹입니다. 포유류는 자신의 새끼와 제법 오래도록 애착관계를 유지하며, 몸에서 나오는 영양 자원을 공급합니다.

그런데 인간은 이러한 자원 공급 기간이 매우 길어졌습니다. 다른 포유류의 경우, 수유가 끝나면 대개 모자관계도 종결됩니다. 보통의 포유류는 수유 기간도 짧고, 여러 새끼를 한 번에 수유하므로 일대일의 정서 관계를 맺지도 않습니다. 예외적으로 코끼리는 3년까지도 수유한다고 하지만, 수렵채집인의 수유 기간은 무려 4~5년에 달합니다.

게다가 인간은 '너무' 자주 수유하는 종입니다. 인류학적으로는 30분에 한 번씩 수유해야 신생아가 만족한다고 하죠. 정말 비현실적인 횟수입니다. 대개의 산모는 아무리 힘들어도 2~3시간에 한 번은 수유합니다. 그러므로 어머니와 갓난아기는 하루 종일 찰싹 붙어 있어야 합니다. 반면에 코끼리는 하루에 몇 번, 심지어 사자는 하루에 두 번만 수유하기도 합니다.

이뿐 아닙니다. 수유가 끝나도, 아직 끝난 것이 아닙니다. 이유식으로, 그리고 가족의 식사를 제공하는 식으로 영양 자원을 계속 공급합니다. 저는 마흔이 넘었는데도, 여전히 어머니는 저에게 영양 자원을 공급하려고 합니다. 물론 정서 자원의 공급은 더 오래도록, 더 자주, 더 강력하게 지속됩니다. 심지어 자식의 자식, 자식의 자식의 자식에게도 다양한 자원을 제공합니다. 어떤 종에서도 관찰되지 않는 독특한 현상입니다.

의학적으로 모유 수유는 어머니와 신생아의 건강에 모두 이롭습니다. 그러나 모유 수유는 단지 의학적인 차원이나 영양학적 차원의 문제가 아닙니다. 오래도록 지속되는 세대 간 자원 제공이라는 형질은 거대한 인간 사회를 만든 원동력입니다. 죽는 날까지 사랑을 주고받는 애착 형질입니다. 그리고 이러한 인간성의 원형은 출산 후 바로 시작되는 어머니의 수유입니다. 약 25만 세대 동안 이어진 세대 간 애착 행동의 오랜 전통입니다. 출생 트라우마를 견디게 해주는 강력한 애착 경험이자 인간성의 본질입니다. 세상살이에 지칠 때마다 어머니의 품이 그리운 이유일 테죠.

○

이 책은 여성의 임신과 출산, 그리고 수유 등 재생산의 전 과정을 흥미롭게 전달하고 있습니다. 저자는 여성으로서 직접 겪었던 경험을 생생하게 묘사하고 있지만, 주관적 느낌을 나열하며 공감을 얻으려는 흔한 에세이와는 다릅니다. 자칫하면 감상적 소회에 그칠 수 있는 보통의 임신, 출산 에세이에서 한 발짝 물러서서, 산부인과 전문의의 올바른 의학적 견해를 전달하려고 애쓰고 있습니다. 그러나 설교하지도 않고, 훈계하지도 않습니다. 마치 수다를 떨듯 유쾌하고 재치있게 이야기를 풀어 나가지만, 가끔은 드러내기 어려운 개인적 아픔을 용감하게 나눕니다. 그러면서도 원칙을 어기지 않고, 올바른 의학 정보를 전달합니다. 곳곳에 등장하는 진화인류학적 설명도 흠잡을 데 없습니다.

인류 진화사의 초기부터 아기를 낳아 키우는 여성의 곁에는 늘

'여성과 함께' 하는 사람이 있었습니다. 산모의 어머니였고, 경험 많은 산파였으며, 그리고 이제는 과학적 지식으로 무장한 산부인과 의사입니다. 비인간 동물에게 임신과 출산, 수유의 과정은 어미와 새끼, 둘만의 일입니다. 그러나 인간은 다릅니다. 수백만 년 전부터 모두가 '함께' 해야 하는 일이었고, 지금도 마찬가지입니다. 이 책은 그러한 오랜 인간적 노력의 하나입니다.

박한선(서울대학교 인류학과 교수)

미주

제1장 변신

16쪽. "우리 몸은 임신 같은 … 사실상 없다." Cunningham F., & Leveno K.J., & Dashe J.S., & Hoffman B.L., & Spong C.Y., & Casey B.M.(Eds.),(2022). *Williams Obstetrics*, 26e. McGraw Hill.

23쪽. "자연스레 암컷이 돌봄을 … 빈번하다." Blackburn, D. (1999). Viviparity and oviparity: evolution and reproductive strategies. *Encyclopedia of Reproduction*. Academic Press.

36쪽. "새끼를 낳은 적이 … 모성 행동을 보인다." Pedersen, C. A., Ascher, J. A., Monroe, Y. L., & Prange, A. J. (1982). Oxytocin Induces Maternal Behavior in Virgin Female Rats. *Science*, 216(4546), 648-650.

36쪽. "한마디로 옥시토신은 … 호르몬이다." Insel, T. R., & Young, L. J. (2001). The neurobiology of attachment. Nature reviews. *Neuroscience*, 2(2), 129-136.

36쪽. "실제로 아기와 엄마 … 관여한다." Feldman, R., Weller, A., Zagoory-Sharon, O., & Levine, A. (2007). Evidence for a neuroendocrinological foundation of human affiliation: plasma oxytocin levels across pregnancy and the postpartum period predict mother-infant bonding. *Psychological science*, 18(11), 965-970.

36쪽. "수유하는 어미 쥐들은 … 연구도 있다." Ferris, C. F., Kulkarni, P., Sullivan, J. M., Jr, Harder, J. A., Messenger, T. L., & Febo, M. (2005). Pup suckling is more rewarding than cocaine: evidence from functional magnetic resonance imaging and three-dimensional computational analysis. *The Journal of neuroscience : the official journal of the Society for Neuroscience*, 25(1), 149-156.

40쪽. "첫 출산의 평균 연령이 … 높아졌다." 통계청, 『인구동향조사』, 2022, 2023.12.12., 시도·출산 순위별 모의 평균 출산연령

43쪽. "영양, 위생, 의료 덕에 … 변하지 않았다." American College of Obstetricians and Gynecologists Committee on Gynecologic Practice and Practice Committee (2014). Female age-related fertility decline. Committee Opinion No. 589. *Fertility and sterility*, 101(3), 633-634.

43쪽. "물론 이런 경향성은 … 나타나고 있다." Sartorius, G. A., & Nieschlag, E. (2010). Paternal age and reproduction. *Human reproduction update*, 16(1), 65-79. Khandwala, Y. S., Baker, V. L., Shaw, G. M., Stevenson, D. K., Lu, Y., & Eisenberg, M. L. (2018). Association of paternal age with perinatal outcomes between 2007 and 2016 in the United States: population based cohort study. *BMJ* (Clinical research ed.), 363, k4372.

44쪽. "피임이 발명되기 … 첫 임신을 시작했다." Robson, S. L., & Wood, B. (2008). Hominin life history: reconstruction and evolution. *Journal of anatomy*, 212(4), 394-425.

45쪽. "때로는 사회의 … 상쇄하기도 한다." Myrskylä, M., Barclay, K., & Goisis, A. (2017). Advantages of later motherhood. *Der Gynakologe*, 50(10), 767-772.

46쪽. "고령도, 비만도 … 바람직하지 않다." 이소영, 오수영, 손인숙, "재생산 건강권과 관련 지표에 대한 고찰", *J Korean Soc Matern Child Health*. 25(1):1-9. 2021

60쪽. "태아와 모체의 … 느껴질 정도다." Boddy, A. M., Fortunato, A., Wilson Sayres, M., & Aktipis, A. (2015). Fetal microchimerism and maternal health: a review and evolutionary analysis of cooperation and conflict beyond the womb. *BioEssays : news and reviews in molecular, cellular and developmental biology*, 37(10), 1106–1118.

61쪽. "아기의 울음은 … 경보를 만들어낸다." Swain, J. E., Kim, P., & Ho, S. S. (2011). Neuroendocrinology of parental response to baby-cry. *Journal of neuroendocrinology*, 23(11), 1036–1041.

64쪽. "임신·출산과 관련하여 … 25퍼센트에 이른다." Volk, A. A., & Atkinson, J. A. (2013). Infant and child death in the human environment of evolutionary adaptation. *Evolution and Human Behavior*, 34(3), 182–192.

64쪽. "오늘날 한국을 … 훨씬 흔하다." 통계청, 『사망원인통계』, 2022, 2023.12.12, 영아사망원인(67항목)/성/생존기간별 사망자수, 영아사망률(2005~)

70쪽. "보행 방식의 … 시골길처럼 복잡해졌다." Lovejoy C. O. (2005). The natural history of human gait and posture. Part 1. Spine and pelvis. *Gait & posture*, 21(1), 95–112.

70쪽. "걸을 것인가? … 가설이라고 부른다." WASHBURN S. L. (1960). Tools and human evolution. *Scientific American*, 203, 63–75.

70쪽. "골반 직경을 … 차이가 명확하다." Wittman, A. B., & Wall, L. L. (2007). The evolutionary origins of obstructed labor: bipedalism, encephalization, and the human obstetric dilemma. *Obstetrical & gynecological survey*, 62(11), 739–748.

72쪽. "만삭에 가까워질수록 … 이론이다." Dunsworth HM, Warrener AG, Deacon T, Ellison PT, Pontzer H. Metabolic hypothesis for human altriciality. *Proc Natl Acad Sci USA*. 2012 Sep 18;109(38):15212-6.

제2장 예측 불가, 통제 불능

85쪽. "난임 관련 … 30퍼센트까지 추정된다." Collins, J. A., & Van Steirteghem, A. (2004). Overall prognosis with current treatment of infertility. *Human reproduction update*, 10(4), 309–316.

92쪽. "흔히 기형이라고 … 발병한다." Feldkamp, M. L., Carey, J. C., Byrne, J. L. B., Krikov, S., & Botto, L. D. (2017). Etiology and clinical presentation of birth defects: population based study. *BMJ* (Clinical research ed.), 357, j2249.

98쪽. "염색체 이상의 … 못 미치기도 한다." Petersen, A. K., Cheung, S. W., Smith, J. L., Bi, W., Ward, P. A., Peacock, S., Braxton, A., Van Den Veyver, I. B., & Breman, A. M. (2017). Positive predictive value estimates for cell-free noninvasive prenatal screening from data of a large referral genetic diagnostic laboratory. *American journal of obstetrics and gynecology*, 217(6), 691.e1–691.e6.

100쪽. "코로나19 신속항원검사의 … 인정 허용" COVID-19 보건인료이용 웹페이지 https://ncv.kdca.go.kr

114쪽. "부모의 영향력이 … 관계가 아니다." edge.org (2006) Judith Harris answers Edge annual questions, Essays In Response: What is your dangerous idea?

125쪽. "이런 것들의 수급이 … 야기할 수 있다." Anttila-Hughes, J.K., Fernald, L.C., Gertler, P., Krause, P., & Wydick, B. (2018). Mortality from Nestlé's Marketing of Infant Formula in Low and Middle-Income Countries. *PSN: Child Mortality* (Topic)

제3장 은밀하게 위대하게

135쪽. "19세기에 생식기를 … 주장 때문이었다." Horwitz, Rainey. (2019) Vaginal Speculum (after 1800). *Embryo Project Encyclopedia*.

138쪽. "실제로 마녀사냥이 … 있었다고 한다." 티나 캐시디 지음, 최세문 외 옮김, 『출산, 그 놀라운 역사』, 후마니타스, 2015

139쪽. "이를테면 … 화형당했다." 에이드리언 리치 지음, 김인성 옮김, 『더 이상 어머니는 없다』, 평민사, 2018

143쪽. "2023년 새로 … 6.7퍼센트에 불과하다." 이우림, "신규 男 전문의 전국 7명뿐 … 분만실 없는 50곳 '원정 출산' 간다." 중앙일보, 2023년 10월 4일자, https://www.joongang.co.kr/article/25196932

148쪽. "서양식 병원의 기원은 … 마련한 것이다." Piercey, W. Douglas , Fralick, . Pamela C. and Scarborough, . Harold (2023, December 8). hospital. Encyclopedia Britannica. https://www.britannica.com/science/hospital

149쪽. "의료가 현대의 우리가 … 이후이다." Valentinuzzi, M. E., & Leder, R. (2009). The modern hospital in historical context. Annual International Conference of the IEEE Engineering in Medicine and Biology Society. IEEE Engineering in Medicine and Biology Society. Annual International Conference, 2009, 1089–1091.

150쪽 "출산에 위험 요소가 … 연구도 있다." Wax, J. R., Lucas, F. L., Lamont, M., Pinette, M. G., Cartin, A., & Blackstone, J. (2010). Maternal and newborn outcomes in planned home birth vs planned hospital births: a metaanalysis. *American journal of obstetrics and gynecology*, 203(3), 243.e1–243.e2438.

150쪽. "미국 산부인과학회는 … 의견을 냈다." Committee on Obstetric Practice (2017). Committee Opinion No. 697: Planned Home Birth. *Obstetrics and gynecology*, 129(4), e117–e122.

154쪽. "매년 1400만 명이 … 목숨을 잃는다." Sexual and Reproductive Health and Research (SRH): Postpartum hemorrhage. World Health Organization. https://www.who.int/teams/sexual-and-reproductive-health-and-research-(srh)/areas-of-work/maternal-and-perinatal-health/postpartum-haemorrhage

158쪽. "21세기 대한민국에서 … 드물지 않게 생긴다." 백상현, "분만실 찾아 삼만 리. 구급차 출산 잇따라", KBS 뉴스, 2023년 11월 24일자, https://news.kbs.co.kr/news/pc/view/view.do?ncd=7825577

159쪽. "10년 사이에 분만 병원의 … 넘는다." 이세진, 김연진, 신한수, 이태호, 이보람, 홍희주, 황종윤, "한국의 관내 분만율 현황", 《한국모자보건학회지》, 26(2), 112-119, 2022

159쪽. "2022년 우리나라 250개 … 분만 취약지역이다." 신한수, 허은정, 임도희, 김의정, 김승현, 『2022년 의료취약지 모니터링 연구』, 국립중앙의료원, 2022

159쪽. "분만 취약지역은 모성사망비가 더 높다." 오수영, "분만인프라 붕괴: 원인 및 문제점", 《대한의사협회지》, 59(6), 417-423, 2016

160쪽. "신생아 중환자실 치료가 … 늘어나고 있다." 통계청 사회통계국 인구동향과, 〈2022년 출

생통계 보도자료〉, 통계청, 2023. 8. 30

164쪽. "1800년대의 모성사망률은 … 정도이다." Claudia Hanson. (2010). Data on Maternal Mortality. Gapminder Documentation. https://www.gapminder.org/documentation/documentation/gapdoc010.pdf

170쪽. "한국에서 신생아 10명 중 … 태어난다." 권대익, "신생아 10퍼센트가 난임 시술로 태어나 … 난임 광폭 지원' 절실", 한국일보, 2023년 4월 3일자, https://www.hankookilbo.com/News/Read/A2023040218100005608

제4장 신화가 된 모성

175쪽. "아낙네가 아기를 … 일을 말하였다." 한국학중앙연구원, 『조선왕실의 출산문화』, 이회문화사, 2005

186쪽. "인간 아기의 젖떼기는 … 이른 시기이다." Kennedy G. E. (2005). From the ape's dilemma to the weanling's dilemma: early weaning and its evolutionary context. *Journal of human evolution*, 48(2), 123-145.

186쪽. "9개월의 임신이 소모하는 … 작업이다." 웬다 트레바탄 지음, 박한선 옮김, 『여성의 진화』, 에이도스, 2017

190쪽. "이런 구조를 감안했을 때 … 십상이다." Rosenberg, K., & Trevathan, W. (2002). Birth, obstetrics and human evolution. *BJOG : an international journal of obstetrics and gynaecology*, 109(11), 1199-1206.

191쪽. "수유는 '저절로' … 것이다." Volk, A. A. (2009). Human breastfeeding is not automatic: Why that's so and what it means for human evolution.Journal of Social, *Evolutionary, and Cultural Psychology*, 3(4), 305-314.

191쪽. "이런 이유로 주변에서 … 한다." 프란스 드 발 지음, 이충호 옮김, 『차이에 관한 생각』, 세종서적, 2022

192쪽. "돌보는 행동은 애착을 … 작동한다." Feldman, R., Gordon, I., Schneiderman, I., Weisman, O., & Zagoory-Sharon, O. (2010). Natural variations in maternal and paternal care are associated with systematic changes in oxytocin following parent-infant contact. *Psychoneuroendocrinology*, 35(8), 1133-1141.

196쪽. "투자의 차이가 재생산 … 불러온다." Trivers, R. (1972). Parental Investment and Sexual Selection, In B. Campbell (Ed.), *Sexual Selection and the Descent of Man: 1871-1971* (pp. 136-179). Chicago, IL: Aldine.

197쪽. "그래도 남녀 한 쌍이 … 정설이다." Schacht R and Kramer KL (2019) Are We Monogamous? A Review of the Evolution of Pair-Bonding in Humans and Its Contemporary Variation Cross-Culturally. *Front. Ecol. Evol.* 7:230.

198쪽. "인간의 체구 대비 고환 … 증거이다." Harcourt, A. H., Harvey, P. H., Larson, S. G., & Short, R. V. (1981). Testis weight, body weight and breeding system in primates. *Nature*, 293(5827), 55-57.

198쪽. "인간 여성은 독특하게도 … 지목되기도 한다." Lovejoy C. O. (1981). *The origin of man. Science* (New York, N.Y.), 211(4480), 341-350.

199쪽. "또 다른 가설은 안정적 … 것이다." Pillsworth, E.G., & Haselton, M.G. (2006). Women's Sexual Strategies: The Evolution of Long-Term Bonds and Extrapair Sex. *Annual Review of Sex Research*, 17, 100-59.

204쪽. "나이가 들었을 때 … 것이다." Hawkes, K., & Coxworth, J. E. (2013). Grandmothers and the evolution of human longevity: a review of findings and future directions. *Evolutionary anthropology*, 22(6), 294-302.

204쪽. "실제로 할머니의 양육 … 증거가 있다." Sear, R., & Mace, R. (2008). Who keeps children alive? A review of the effects of kin on child survival. *Evolution and Human Behavior*, 29(1), 1-18.

205쪽. "인간 어미에게는 다양한 … 생존했다." 새라 블래퍼 허디 지음, 유지현 옮김, 『어머니, 그리고 다른 사람들』, 에이도스, 2021

208쪽. "인간 아이는 너무 이른 … 설명도 있다." Portmann A. (1990). *A zoologist Looks at Humankind*. New York: Columbia Univ. Press.

211쪽. "아기는 엄마가 자신에게 … 괴로워한다." Weinberg, K. M., & Tronick, E. Z. (1996). Infant affective reactions to the resumption of maternal interaction after the Still-Face. *Child Development*, 67(3), 905-914.

211쪽. "양육이라는 맥락을 … 보람을 느낀다." 스테퍼니 프레스턴 지음, 허성심 옮김, 『무엇이 우리를 다정하게 만드는가』, 알레, 2023

212쪽. "이는 인지 능력과 … 유리한 조건이다." Rosenberg, Karen R. (2021) The Evolution of Human Infancy: Why it Helps to Be Helpless. *Annual Review of Anthropology*, Vol. 50, pp. 423-440.

214쪽. "산업혁명 이전의 모든 … 않았다." Volk, A. A. and Atkinson, J. (2013). Infant and child death in the human environment of evolutionary adaptation. *Evolution and Human Behavior*, 34(3), 182-192.

215쪽. "모성 행동에 대한 … 알 수 있다." Grillon, C., Krimsky, M., Charney, D. R., Vytal, K., Ernst, M., & Cornwell, B. (2013). Oxytocin increases anxiety to unpredictable threat. *Molecular psychiatry*, 18(9), 958-960.

215쪽. "연약한 자식을 … 효과인 것이다." De Dreu, C. K., Greer, L. L., Van Kleef, G. A., Shalvi, S., & Handgraaf, M. J. (2011). Oxytocin promotes human ethnocentrism. *Proceedings of the National Academy of Sciences of the United States of America*, 108(4), 1262-1266.

216쪽. "일단 출산 전후 … 영향을 미친다." Mughal S, Azhar Y, Siddiqui W. Postpartum Depression. [Updated 2022 Oct 7]. In: StatPearls [Internet]. Treasure Island (FL): StatPearls Publishing; 2023 Jan-. Available from: https://www.ncbi.nlm.nih.gov/books/NBK519070/

더 읽을거리

새라 블래퍼 허디 지음, 유지현 옮김, 『어머니, 그리고 다른 사람들』, 에이도스, 2021

주디스 리치 해리스 지음, 최수근 옮김, 『양육 가설』, 이김, 2022

마티 헤이즐턴 지음, 변용란 옮김, 『호르몬 찬가』, 사이언스북스, 2022

박한선 지음, 『인간의 자리』, 바다출판사, 2023

프란스 드 발 지음, 이충호 옮김, 『차이에 관한 생각』, 세종서적, 2022

웬다 트레바탄 지음, 박한선 옮김, 『여성의 진화』, 에이도스, 2017

장대익 지음, 『공감의 반경』, 바다출판사, 2022

최영은 지음, 『탄생의 과학』, 웅진지식하우스, 2019

이상희 지음, 『인류의 진화』, 동아시아, 2023

존 카트라이트 지음, 박한선 옮김, 『진화와 인간 행동』, 에이도스, 2019

스테퍼니 프레스턴 지음, 허성심 옮김, 『무엇이 우리를 다정하게 만드는가』, 알레, 2023

최재천 지음, 『다윈 지능』, 사이언스북스, 2012

캐빈 랠런드 지음, 김준홍 옮김, 『다윈의 미완성 교향곡』, 동아시아, 2023

송준호 지음, 『사피엔솔로지』, 흐름출판, 2023

서은국 지음, 『행복의 기원』, 21세기북스, 2021

한스 로슬링, 올라 로슬링, 안나 로슬링 뢴룬드 지음. 이창신 옮김, 『팩트풀니스』, 김영사, 2019

로버트 마틴 지음, 김홍표 옮김, 『우리는 어떻게 태어나는가』, 궁리, 2015

출산의 배신

2024년 1월 19일 1판 1쇄 발행

지은이	오지의
감수	박한선
펴낸곳	에이도스출판사
출판신고	제2023-000068호
주소	서울시 은평구 수색로 200, 103-102
팩스	0303-3444-4479
이메일	eidospub.co@gmail.com
페이스북	facebook.com/eidospublishing
인스타그램	instagram.com/eidos_book
블로그	https://eidospub.blog.me/
표지 디자인	공중정원
본문 디자인	김경주

ISBN 979-11-85415-66-6   03510

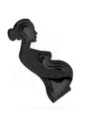

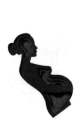